KB121043

행복한 노인은 늙지 않는다

Published originally under the title:

Jung bleiben ist Kopfsache by Prof. Dr. med. Bernd Kleine-Gunk,
ISBN-978-3-8338-8222-7 © GRÄFE UND UNZER VERLAG GmbH, 2022

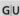

Korean translation copyright © 2023 by Gimm-Young Publishers, Incl. arranged
through Momo Agency, Korea.

행복한 노인은 늙지 않는다

1판 1쇄 인쇄 2023. 6. 23.
1판 1쇄 발행 2023. 7. 7.

지은이 베른트 클라이네궁크
옮긴이 강영옥

발행인 고세규
편집 박익비 디자인 윤석진 마케팅 박인지 홍보 이한솔 · 장예림
발행처 김영사
등록 1979년 5월 17일(제406-2003-036호)
주소 경기도 파주시 문발로 197(문발동) 우편번호 10881
전화 마케팅부 031)955-3100, 편집부 031)955-3200 | 팩스 031)955-3111

값은 뒤표지에 있습니다.
ISBN 978-89-349-5097-4 03510

홈페이지 www.gimmyoung.com   블로그 blog.naver.com/gybook
인스타그램 instagram.com/gimmyoung   이메일 bestbook@gimmyoung.com

좋은 독자가 좋은 책을 만듭니다.
김영사는 독자 여러분의 의견에 항상 귀 기울이고 있습니다.

당신이 몰랐던 노화에 관한 오해와 진실

JUNG BLEIBEN IST
KOPFSACHE

행복한 노인은 늙지 않는다

베른트 클라이네궁크

강영옥 옮김

김영사

인간은 기본적으로 두 가지 소망만을 가지고 있다.
나이 드는 것과 젊음을 유지하는 것!

페터 뱀 Peter Bamm

젊음을 유지하는 비결은 뇌에 있다

오랫동안 품어온 소망이 현실이 되었다. 이제 노화는 설계 가능한 프로세스다.

이러한 통찰을 얻을 수 있었던 것은 생물학적 노화 프로세스를 다루는 '생물노인학'이라는 신생 학문 분야의 수많은 연구자 덕분이었다. 다른 한편으로는 점점 늘어나는 항노화 전문의들의 공이기도 하다. 몇 년 전만 하더라도 비웃음을 샀던 이 분야가 지금은 의학의 핵심 학문이 되었다. 일반적으로 노화를 주제로 한 최신 지식은 많은 안티에이징 입문서를 통해 보급되었다.

이들이 전하려는 핵심 메시지는 충분히 알려졌다. 균형 잡힌 식사는 건강한 삶의 기본이다. 규칙적인 운동은 노년에도 건강을 지킬 수 있게 도와준다. 자전거를 타고 출근하는 것이 더 좋고 채소를 충분히 섭취해야 한다는 것은 아무리 강조해도 지나치지 않다.

영양 섭취와 운동은 변함없이 중요한 주제다. 하지만 이 두 가지만이 우리가 활력 있고 건강하게 오래 사는 데 결정적인 역할을 하는 것은 아니다. 지금까지 우리가 별로 신경 쓰지 않았지만 훨씬 더 중요한 부분이 있다. 다름 아닌 우리의 '생각'이다. 우리의 소화체계와 운동 기관만이 건강한 노화에 기여하는 것이 아니다. 우리의 머릿속에 있는 850억 개의 신경세포도 같은 일을 한다. 성공적인 노화는 특히 바른 정신 자세와 관련된 문제이기도 하다.

이 책에서 머리가 노화 프로세스를 어떻게 제어하는지, 우리 뇌의 사령부에서 다양한 측면을 어떻게 조절할 수 있는지 다루고자 한다. 아울러 몇 가지 놀라운 사실을 알게 될 것이다.

'내가 호르몬에 의식적으로 영향을 줄 수 있을까? 이것은 뇌와 관련이 있을까?'

'정신의 저항력이 존재하고, 훈련 가능할까?'

'어떻게 하면 내가 수십조 개의 박테리아와의 공생을 서로에게 도움이 되도록 계획할 수 있을까?'

'생각으로 우리의 유전자에 변화를 일으킬 수 있을까?'

이 질문들에 이 책이 완전히 새로운 분야를 다루고 있다는 의미가 내포되어 있다. 이런 분야들은 정착된 지 겨우 수십 년밖에 되지 않았지만, 항노화 의학에서는 매우 중요하다. 가령 마이크로바이옴 연구는 우리 몸 안팎에 살고 있는 수많은 박테리아가 우리의 건강에 결정적으로 어떤 영향을 끼치는지 보여준다. 제2의 유전자 코드인 후성유전체의 발견은 유전 프로세스에 대한 우리의 이미지에 혁명을 일으켰다.

따라서 최근 수십 년간 항노화 의학에서 중요해진 새로운 학문 분야를 두루 살펴보고자 한다.

노화가 머리 쓰기 나름이라면 우리의 머리가 위치한 기관을 노화로부터 지켜야 한다. 〈독일의학협회 저널Deutsches Ärzteblatt〉에 따르면, 특히 각종 유형의 치매 등 신경퇴행성 질환은 '21세기의 유행병'이 될 위협이 있다. 유감스럽게도 현재 이런 질환에 대한 치료의 돌파구는 아직 보이지 않는다. 하지만 다양한 예방법에 관한 지식은 나날이 늘어가고 있다. 이 책에서는 이런 지식도 광범위하게 소개한다.

'노화는 머리 쓰기 나름'이라는 말은 완전히 새로운 관점으로 노화에 접근하라는 의미다. 사고의 전환이 시급하다. 고령 인구 비중이 점점 증가하는 인구통계학적 추이는 멈추지 않고 있다. 하지만 초고령화 사회에 관한 시나리오나 《고령사회 2018》에 묘사되어 있는 것처럼 노화가 실제로 심각한 문제가 될 것인지에 대해서는 의심해봐야 한다.

무엇보다 항노화 의학의 발달로 고령 인구는 점점 증가하고 있다. 더 건강하게 오래 살고 있는 것이다. 따라서 고령화가 반드시 사회를 위협하는 현상만은 아니다. 전혀 새로운 가능성이 열릴 수 있다고 해석할 수도 있지 않을까? 이런 의미에서 이 책은 완전히 다른 관점으로 노화에 접근하고 있다.

| 목차 |

1장

조종당하는가,
스스로 결정하는가?

: 우리 삶을 지휘하는 호르몬 시스템

**JUNG BLEIBEN IST
KOPFSACHE**

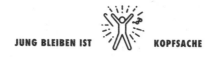

JUNG BLEIBEN IST KOPFSACHE

이 책의 주제는 우리의 뇌가 우리의 존재, 건강, 노화 프로세스에 끼치는 영향이다. 간단한 질문으로 시작하는 것이 좋을 듯하다. 인간의 뇌는 신체의 다른 기관들과 실제로 어떻게 소통할까?

21세기에 정보·통신 기술이 갖는 특별한 의미는 더 이상 강조할 필요도 없다. 그사이 '글로벌 빌리지'에서는 적어도 이론적으로는 모든 것이 서로 연결되어 있다. 70억이 넘는 세계 인구가 전통적인 유선전화에서 이메일 교환, 스마트폰을 이용한 데이터 전송에 이르기까지 각종 기술을 이용해 서로 소통한다. 마찬가지로 우리의 뇌는 약 1천억 개의 신경세포를 이용해 나머지 신체 기관의 30조 개에 달하는 세포와 끊임없이 교류한다. 여기에도 고성능 통신 기술이 필요하다. 우리 뇌는 심지어 여러 기술을 동시에 사용한다.

보이지 않는 감독관, 전령 호르몬

뇌의 통신망은 우리의 신경계다. 이것은 우수하고 오래된 케이블 네트워크에 비유할 수 있다. 이 네트워크는 상위 제어 센터인 뇌에서 시작해 수많은 가닥으로 갈라져 우리 몸을 구석구석 관통한다. 케이블 네트워크와 마찬가지로 전기 임펄스impulse를 통해서도 신호가 전달된다.

신경계는 정보를 제어 센터에서 주변으로 한 방향으로만 전달하는 것이 아니라, 정보의 흐름을 제어 센터로 보내기도 한다. 이것은 특히 감각 및 통증 자극을 전달할 때 중요하다. 따라서 이런 유형의 정보 전달을 위해 전기 임펄스가 사용되는 것은 매우 합리적이다. 전기는 빠르게 흐르는 특성이 있기 때문이다. 우리의 신경에서도 같은 특성이 나타난다. 뜨거운 열판을 만져본 사람은 1초도 지나지 않아 '손을 치워라'라는 명령이 하달된다는 사실을 알

수 있다.

한편 전류는 상당히 일차원적이다. 연결과 차단. 더 이상의 대안은 없다. 그래서 우리의 신체에는 빠른 신경 경로 외에, 전혀 다른 방식으로 작동하는 제2의 정보 네트워크가 있다. 이 네트워크에서는 특수한 내분비샘에 의해 방출되는 분자를 통한 정보 전달이 이루어진다. 여기에서는 신경 경로가 아닌 혈관이 이동 경로로 활용된다. 혈관은 이동 속도가 훨씬 느리지만 전혀 새로운 가능성을 열어준다. 혈액을 통해 다량의 다양한 전달물질이 이동될 수 있고, 신속하지만 비교적 균일하게 전달되는 신경 임펄스보다 훨씬 복잡한 반응이 일어날 수 있다.

이런 전달물질은 호르몬이라는 이름으로 알려져 있다. 호르몬은 뇌와 신체 사이의 전령인 동시에 우리 삶의 보이지 않는 감독이다. 이렇게 호르몬은 광범위하게 많은 과제를 처리하고 있으면서도 종종 안 좋은 평가를 받는다.

귀여운 어린아이들이 열두 살 무렵 사춘기 청소년으로 돌변할 때, 여자들이 월경 전에 예민해질 때, 남자들이 이성이 아닌 본능에 충실해질 때 항상 호르몬이 작용한다. 하지만 이 주장의 타당성은 거의 없다. 사람들은 "그때는 내가 아니었어. 다 호르몬 때문이야"라며 자신의 행동을 일시적으로 나타나는 일종의 내분비계의 무책임한 현상으로 치부한다. 이 주장대로라면 우리는 스스로 결정하지 못하고 호르몬에 조종당하는 존재다.

우리는 정말, 안 좋은 타이밍에 뇌의 판단력을 흐릿하게 만드는 전달물질의 희생양일까? 아니면 우리 뇌를 이용해 호르몬에 의도적으로 영향을 끼칠 수 있을까? 지금부터 이 주제를 좀 더 자세히 살펴보려고 한다. 이 기회에 호르몬에 대한 편견을 버리자. 전달물질, 즉 호르몬이 우리의 생각을 흐릿하게 하지 않는 한 말이다.

여성에게만 찾아오는 갱년기

성호르몬부터 시작해보자. 남성과 여성의 성호르몬은 완전히 다르다. 대중 과학 입문서에서 성별에 따른 행동이 호르몬의 특수성에 기인한다고 주장하는 이유도 이 때문이다. 사내아이들은 레고 블록을, 여자아이들은 바비 인형을 가지고 논다. 사내아이들은 파란색 옷을, 여자아이들은 분홍색 옷을 입는다. 여자는 금성에서 왔고 주차를 잘 못한다. 남자는 화성에서 왔고 사람들의 말에 귀 기울이지 않는다. 이 정도만으로도 충분히 진부하다.

이런 고정관념들 중 많은 것이 생물학적 차이보다는 사회적 구조와 더 많은 관련이 있다. 이 사실은 차치하더라도 성호르몬과 성별을 연관 짓는 것은 첫인상으로 사람을 판단하는 것만큼이나 오해의 소지가 있는 일이다. 이를테면 여성도 에스트로겐뿐만 아니라 프로게스테론도 생산한다. 쉽게 말해 여성도 남성의 성호르몬을 만든다. 마찬가지로 남성의 신체도 테스토스테론으로만 제어되는 것이 아니다. 실제로 남성의 혈액에는 엄청난 양의 에스트로겐이 들어 있다. 호르몬을 기준으로 할 때 우리 모두는 섞인 존재다. 성별에 따라 각각의 호르몬 농도는 당연히 다르지만 말이다.

각각의 성호르몬 농도와는 별개로 남녀의 차이가 뚜렷한 또 다른 점이 있다. 여성들에게는 갱년기가 찾아온다는 것이다. 남성에게도 갱년기와 비슷한 시기가 있지만, 이 비교는 적절치 않다.

대부분의 여성이 50대 초반에 겪는 갱년기는 난소가 기능을 상실하면서 찾아오는 현상이다. 난소에는 두 가지 기능이 있는데, 하나는 수정시킬 수 있는 난세포를 준비하는 것이고, 다른 하나는 성호르몬을 생산하는 것이다. 더 이상 난세포가 생성되지 않는다는 것은 가임 능력을 잃는다는 뜻이다. 50대 여성들에게 이것은 그다지 심각한 문제가 아니다. 이 나이가 되면 임신과 출산은 다음 세대의 몫이 되기 때문이다. 갱년기 여성들에게 정말 심각한 문제는 갑자기 호르몬 결핍 현상이 나타난다는 것이다. 홍조, 수면장애, 우울감은 전형적인 갱년기 증상이다.

남성들은 이 나이에도 호르몬을 생산한다. 난소와 달리 고환은 평생 활동을 중단하지 않기 때문이다. 이론적으로 남성들은 고령에도 가임 능력이 있다. 황색언론에서는 73세의 믹 재거나 80세가 넘은 앤서니 퀸이 또 한 번 아버지가 되었다며 열광적으로 보도한다. 이럴 때 꼭 친부인지 확실치 않다며 걸고넘어지는 독설가들이 있다. 하지만 다시 한번 확실히 해둘 것은 고령에 아버지가 되는 것이 생물학적으로는 가능한 일이라는 점이다.

실제로 남성과 여성의 갱년기는 다르다. 또한 갱년기는 특수한 현상이다. 우리가 생물학적으로 속해 있는 포유동물 중 갱년기를 겪는 동물은 없다. 일반적으로 암컷은 고령에도 번식이 가능하다. 범고래만 예외다. 인간에게 여성의 갱년기가 '자연스러운' 현상이 듯 자연에서는 보편적인 현상이 아니다.

왜 인간에게만 갱년기가 나타날까? 이것은 특히 인간 남성이 아주 미성숙한 상태로 태어나 성인이 되기까지 아주 오랜 시간이 걸리는 것과 관련이 있다. 짐승의 수컷들은 대부분 어느 정도 자립해 자신의 삶을 개척하기까지 몇 주 혹은 몇 달밖에 걸리지 않는 반면, 인간의 경우 성인 남성이 되기까지 15~18년이 걸린다. 정상적인 성인으로 성장하지 못하는 사례도 많지만 여기에서는 언급하지 않겠다.

이런 점에서 인간 여성의 가임 능력이 한정적인 것은 매우 합리적이다. 그래야 갓 태어난 아기들이 어머니의 돌봄을 받으며 확실하게 자랄 수 있기 때문이다. 원래 갱년기의 생물학적 의미는 가임 능력이 중단되는 것이다. 이런 이유로 난소는 50대 초반에 활동을 마친다. 이로 인해 성호르몬 생산량이 점점 고갈되는 것은 부작용에 가깝다. 이것은 대부분의 여성에게 반드시 이롭지만은 않은 현상이다.

신경 보호 장치, 에스트로겐과 프로게스테론

잘 알려져 있다시피 갱년기에는 홍조, 수면장애, 우울감 등 전형적인 불수의적 장애가 나타난다. 하지만 이런 장애는 동전의 한 면에 불과하다. 다른 한 면에는 기관의 변화가 있다.

에스트로겐은 소위 뼈와 혈관을 보호하는 호르몬이다. 에스트로겐 결핍은 골다공증이나 심혈관계 질환이 발생하기에 유리한 조건인 것이다. 특히 최근 몇 년간의 연구에 따르면, 에스트로겐은 여성의 뇌를 보호한다고 한다. 에스트로겐이 부족하면 신경퇴행성 질환이 빈번히 발생한다. 특히 여성들이 이에 해당한다.

최신 통계에 의하면, 알츠하이머병 환자 3명 중 2명이 여성이다.[1] 이에 대해 오랫동안 여성이 남성보다 기대수명이 더 길기 때문이라고 해석되어왔다. 오래 살면 당연히 알츠하이머병처럼 나이 관련 질환에 걸릴 위험성도 더 커진다. 하지만 단순하게 결론을 내릴 수도 없는 일이다.

수천 명의 80대 여성과 수천 명의 80대 남성을 비교하면 여성 그룹이 치매에 걸릴 확률이 현저히 높다. 45세 여성에게 여생 동안 알츠하이머병이 발병할 확률은 20퍼센트다. 반면 동년배 남성의 경우 이 비율이 10퍼센트에 불과하다. 다른 질환과 비교했을 때도 이 수치는 충격적으로 높다. 60세 이상 여성은 유방암보다 알츠하이머병에 걸릴 위험성이 두 배나 높다.[2]

실제로 에스트로겐 결핍이 주요한 원인임을 입증하는 증거도 많다. 에스트로겐은 여성의 뇌에서 일종의 '마스터 조절 인자'이기 때문이다. 에스트로겐의 신경 보호(신경세포를 보호하는) 효과는 다양한 영역에 걸쳐 있다.[3] 이것은 혈액 순환에서 시작된다. 에스트로겐은 혈관 확장자, 즉 혈관을 확장하고 혈액 순환을 더 원활하게 하는 물질이다. 우리 신체에서 뇌만큼 집중적인 혈액 순환이 이루어지는 기관은 없다. 어떤 기관도 이처럼 집중적인 에너지 및 영양분 공급이 필요하지 않다. 우리의 뇌는 체중의 2퍼센트밖에 차지하지 않지만 매일 공급되는 에너지의 약 20퍼센트를 소비한다. 자동차였다면 '연비가 매우 낮은 차'라고 표현할 정도다. 뇌에 필요한 연료는 혈관을 통해 이동한다.

에스트로겐은 특히 신경세포들 간의 새로운 연결을 촉진한다. 이 신경가소성neural plasticity이 얼마나 중요한지 9장에서 더 상세히 다룰 예정이다. 에스트로겐은 천연 항우울제로 작용하기도 한다.

이것은 수많은 신경전달물질, 우리 뇌의 전달물질인 호르몬에 영향을 끼친다.[4]

게다가 제2의 여성 호르몬, 프로게스테론(황체 호르몬)도 신경을 보호하는 작용을 한다. 특히 이것은 감마아미노부티르산GABA, γ-aminobutyric acid 수용체와 결합해 진정 및 수면 촉진 효과를 일으킨다. 프로게스테론은 체내의 바륨valium(신경안정제)인 셈이다. 갱년기 여성들이 우려하는 수면장애는 대부분 프로게스테론 결핍으로 인한 것이다. 에스트로겐이 주로 신경세포 자체를 보호하는 반면, 프로게스테론은 특히 미엘린, 즉 신경세포를 감싸고 있는 보호막을 재생한다. 이것 역시 신경퇴행성 질환을 예방한다.[5]

여성이라면 꼭 알아야 할 호르몬 상식

에스트로겐과 프로게스테론, 이 두 가지 여성 호르몬은 뇌를 보호한다. 따라서 자궁 적출 수술을 받은 여성에게 에스트로겐만을 투여하는 호르몬 대체 요법을 권하는 것은 결코 합리적이지 않다. 프로게스테론이 에스트로겐에 의한 과도한 자극으로부터 자궁 점막을 보호해주기 때문에 자궁이 없으면 더 이상 보호받을 필요가 없으므로 에스트로겐만 투여하면 되는 것일까?

프로게스테론은 자궁 보호 호르몬 그 이상의 역할을 한다. 앞에서도 언급했듯이, 프로게스테론은 여성의 뇌를 보호하는 효과가 있다. 호르몬을 각각의 요인으로만 이해하는 사람은 호르몬의 복잡성을 완전히 잘못 이해한 것이다. 여성을 생식기에 국한시켜 이해하려는 사람도 마찬가지다.

갱년기를 최대한 늦추거나 이후에도 호르몬 생산량을 일정하게 유지하는 것이 전적으로 합리적인 조치일 것이다. 그렇다면 이런 궁금증이 또 생길 것이다. '실제로 영양분 섭취나 정신 수련으로 성호르몬 생산을 다시 촉진시킬 수 있을까?' 유감스럽지만 그럴 수는 없다. 가능하다고 해도 매우 제한적이다.

조기 폐경을 피할 수 있는 요소들은 있다. 흡연은 이 목록에서 맨 윗줄에 있다. 잘 알려져 있다시피 니코틴은 우리의 혈관을 손상시킨다. 그리고 혈액 순환이 원활하지 않은 조직은 기능이 떨어진다. 이것이 구체적으로 난소에 끼치는 영향이다. 흡연 여성의 경우 비흡연 여성보다 평균 2~3년 정도 빨리 월경이 멈춘다.[6] 금연을 권유해도 들으려 하지 않는 사람이 있다면 이 말을 해주길 바란다.

이 점은 차치하더라도 갱년기가 되고 은퇴기에 접어들었을 때 자신의 난자를 재생시키는 것은 불가능하다. 하지만 갱년기 극복에 유용한 몇 가지 프로그램이 있다. 가장 인기가 많은 호르몬 요가 외에 한방 침 요법과 인지학적 요법도 대중적이다. 이 치료들에 효과가 전혀 없다고 말하기는 어렵다. 그러나 어떤 판단을 내릴 때 철학에서 말하는 범주의 오류는 피해야 한다는 점에 유념하기 바란다. 갱년기와 갱년기 장애는 엄연히 다르다. '갱년기'는 '호르몬 생산량이 고갈되었다'는 의미이고, '갱년기 장애'는 '신체 혹은 불수의적 장애'를 말한다.

호르몬 요가나 이와 유사한 처치로 성가신 홍조를 줄일 수는 있다. 2장에서 상세히 소개할 이완 요법은 수면장애나 우울감에 긍정적인 영향을 끼치는 데 도움이 된다. 하지만 호르몬 생산 자체를 다시 활성화시킬 수는 없다. 갱년기 이후 에스트로겐 수치는 낮은 상태로 유지된다. 이는 특히 호르몬 결핍 관련 질환에 호르몬 요가 등의 처치가 거의 영향을 줄 수 없다는 뜻이다. 골밀도도 계속 감소하고, 동맥경화증은 계속 증가한다. 나이가 들면서 치매에 걸릴 확률도 높아진다. 이런 위험에는 원칙적으로 한 가지 조치, 즉 부족한 호르몬을 투입할 때만 영향을 미칠 수 있다.

소위 호르몬 대체 요법은 50년 이상 실시되어왔다. 하지만 그 역사는 갱년기만큼이나 변화무쌍하다. 1980~1990년대에 부족한 호르몬을 투여하는 요법은 일종의 '내분비 영생의 샘'으로 여겨졌다. 그러나 2000년대 초반부터 악평을 받기 시작했다.

미국의 대규모 연구, 소위 WHI Womens Health Initiative를 통해 호르몬 투여로 인한 부작용이 사소하지 않다는 사실이 밝혀졌다. 특히 유방암과 혈전증이 빈번히 발생하는 것으로 알려졌다.[7] 이 연구는 많은 여성에게 충격을 안겨줬다. 부인과 전문의들도 마찬가지였다. 이후 전 세계의 호르몬 대체 요법 제제 처방은 거의 중단되다시피 했다.

이 연구 결과가 발표되고 20년이 훌쩍 지났다. 과학적 의학의 아름다움은 꾸준히 발전한다는 데 있다. 호르몬 대체 요법이라는 개념도 마찬가지였다. 이제 호르몬 대체 요법은 20년 전과는 완전히 다른 방식으로 실시되고 있다. 인공적인, 즉 화학적으로 변형시킨 호르몬 대신 생동일성 호르몬을 투여하는 것이다. 덕분에 유방암 발병 위험도 감소했다. 에스트로겐을 정제錠劑로 복용하는 것이 아니라 스프레이나 젤 타입으로 만들어 피부에 바르는 방법도 있다. 이것은 혈전증 발생 위험을 최소화시킨다. 그리고 요즘 복용량은 30년 전에 비해 훨씬 적다.

그럼에도 많은 여성이 호르몬 대체 요법에 대해 여전히 불안해하고 비판적이다. 호르몬 대체 요법을 치료 방안으로 고려조차 하지 않는다.

여기서 핵심 메시지를 다시 한번 짚고 넘어가자. 갱년기 장애에 홍조처럼 누구나 알고 있는 불수의적 증상만 있는 것이 아니다. 갱년기로 인한 기관의 장기적 변화에 치매에 걸릴 위험성이 현저히 증가하는 것도 포함된다. 불수의적 장애는 각종 요법으로 치료할 수 있다. 무엇보다 호르몬이 전환되어 나타나는 장애이기 때문에 증상이 저절로 호전되는 경우도 많다.

반면 호르몬 결핍과 관련된 기관 질환은 호르몬 전환이 아닌, 지속적인 호르몬 결핍으로 인한 결과다. 호르몬 결핍 질환은 시간이 지나도 개선되지 않는다. 오히려 그 반대다. 호르몬 결핍 기간이 길수록 증상은 악화된다. 한방 침 요법이나 호르몬 요가는 그다지 도움이 되지 않는다. 호르몬 결핍과 관련된 기관 질환은 부족한 호르몬을 투여함으로써 예방하는 것이 최선이다.

이것은 그사이 많은 연구를 통해 입증되었다. 각각의 요법을 상세히 다루는 것은 이 책의 범위를 벗어나기 때문에 생략하겠다. 하지만 한 연구 결과는 언급하고 넘어가겠다. 이 연구에 따르면, 어떤 유형의 치료를 받을 것인지 결정할 때에도 결국 머리를 써야 한다. 일반인들 중 갱년기와 이후에 호르몬 대체 요법을 받는 여성의 비중은 30퍼센트에 못 미친다. 그런데 산부인과 전문의들에서 이 비중은 96퍼센트에 달했다.[8] 한 가지 주제를 깊이 있게 연구하는 전문가들과 아마추어 언론이나 인스타그램 인플루언서들로부터 지식을 얻는 사람들은 종종 전혀 다른 결론을 내린다. 이 점이 여성의 호르몬, 건강한 노년과 관련하여 가장 중요한 부분일지 모른다. 다음은 남성의 호르몬에 대해 살펴볼 차례다.

남성이라면 반드시 피하고 싶은 결핍

40년 전 헤르베르트 그뢰네마이어Herbert Grönemeyer의 히트곡에 이런 가사가 있다. "언제부터 남자가 되는 것일까?" 적어도 호르몬 전문가인 비뇨기과 전문의는 상당히 정확한 답을 줄 것이다. 고환에서 테스토스테론을 생산하기 시작할 때부터 남자가 되는 것이라고 말이다. 테스토스테론은 실제로 소년을 남자로 만들어주는 호르몬이다. 이 호르몬은 체모를 자라게 하고, 근육을 형성하고, 남성적 용모를 만든다. 테스토스테론이 정자 생산과 성욕에 관여한다는 것은 자명한 사실이다.

테스토스테론이 성적 발달에 얼마나 중요한지, 흔치 않은 병상病狀을 통해 명확하게 설명할 수 있다. '고환 여성화' 환자는 유전자를 기준으로 판단하면 남성이다. 이들은 심지어 고환에서 정상적인 양의 테스토스테론을 생산한다. 하지만 해당 수용체의 유전자 결함으로 인해 테스토스테론이 본래의 기능을 수행하지 못한다. 그래서 이런 남성들은 여성처럼 발달하고 체모도 자라지 않는다. 이는 자연이 여성적인 것을 선호한다는 사실을 입증하는 증거다. 자연은 고유한 종의 번식에 관심이 있고 여성은 출산을 통해 훨씬 많이 기여하기 때문이다. 반면 남자가 되려면 특별한 노력, 이른바 특별한 호르몬이 필요하다.

테스토스테론은 남자가 되는 데 있어서 중요하다. 그런데 사람들이 흔히 주장하듯, 테스토스테론도 '안티에이징 호르몬'일까? 이 주장에 대해서는 항상 의문이 붙는다. 수의학을 통해 우리는 수컷 짐승을 어릴 때 거세시키면 기대수명이 증가한다는 사실을 알고 있다. 거세한 황소는 일반 수소보다 오래 살고, 거세마가 종마보다 오래 산다. 인간을 대상으로 이 연구를 하기 어려운 이유는 쉽게 짐작할 수 있을 것이다. 이른 나이의 거세는 이미 오래전에 유행이 지났다. 하지만 오랫동안 전 세계의 많은 지역에서 거세는 일상적으로 행해졌다. 예를 들어 한국의 궁궐에서 수백 년 이상 환관들은 거세를 했다. 기록에 따르면 궁에 사는 다른 남자들보다 환관들의 기대수명이 높았다. 환관들은 무려 12년을 더 살았다.[9]

지금 남성 독자가 이 책을 읽고 있다면 당장 거세 수술 일정을 잡기 위해 병원에 전화를 하고 싶을지도 모르겠다. 그 전에 내가 최근의 몇 가지 연구 결과를 짧게 소개하려고 한다. 예를 들어 여러 연구 결과를 분석한 최신 메타 연구에 따르면, 테스토스테론 수치가 낮은 남성들이 심혈관 질환에 걸릴 위험성이 더 크게 나타났다.[10] 반면 혈중 테스토스테론 농도가 높은 남성들은 낮은 사망률을 기록했다.

더 오래 사는 것과 테스토스테론의 상관관계가 어떻든 간에, 개개인의 삶의 질도 중요하다. 물론 테스토스테론이 기대수명을 높이는 데 어느 정도 기여하는 것은 사실이다.

섹스에 대해서도 이미 언급했다. 테스토스테론은 전적으로 성욕에 관여하는 호르몬이다. 이것은 남성뿐만 아니라 여성에게도 적용된다. 하지만 '안드로겐'으로 총칭되는 모든 남성 호르몬이 삶에 활력을 준다. 남자들이 소파에서 내려오지 않고 니트 재킷을 벗지 않으려 한다면 이것은 십중팔구 안드로겐 결핍 징후다. 남성 호르몬은 일반적으로 근육을 형성하고 지방을 감소시킨다. 이것은 대부분의 경우 남성들이 원하는 효과다. 테스토스테론이 특히 운동선수나 보디빌더에게 인기가 많은 것도 이 때문이다. 이것은 나중에 다루게 될 성장호르몬 다음으로 가장 강력한 단백동화스테로이드 호르몬 제제다.

테스토스테론과 장수의 관련성에 대해 명확하게 규명된 것은 없다. 더 지루하더라도 테스토스테론 없이 더 오래 사는 것이 안전하다고 여겨질 수 있다. 그렇지 않더라도 노년에 테스토스테론 수치에 유의해야 할 이유는 많다.

남성과 여성의 갱년기가 다르다는 것은 앞에서 이미 설명했다. 따라서 남성 갱년기를 의미하는 '안드로포즈andropause'나 '클리마크테리움 비릴레Klimakterium virile'는 삭제시켜야 할 어휘다. 이 표현은 한마디로 잘못되었다.

난소와 달리 고환은 평생 활동한다. 하지만 활동 강도는 나이가 들수록 점점 약해진다. 40세부터 테스토스테론 생산량은 매년 0.5~1퍼센트가량 감소한다. 그 결과 남성에게도 장애가 생길 수 있다는 점은 여성의 갱년기와 유사하다. 리비도libido 감소, 성욕 감퇴, 수면장애, 우울감이 전형적인 증상이다. 여성 갱년기의 전형적 증상인 홍조도 나타날 수 있다.

이 모든 것을 어떤 방식으로 정확하게 표현해야 할지 의학계에서도 아직 의견이 갈린다. 비뇨기과 전문의들은 젊은 남성에게서 나타나는 성선기능저하증Hypogonadism의 병상과 명확한 대조를 위해 후천성 성선기능저하증LOH, Late Onset Hypogonadism이라는 표현을 즐겨 사용한다. 이에 대한 가장 적확한 명칭은 남성 갱년기 증후군Partial Androgen Deficiency of the Aging Male의 약자인 파담PADAM이다. 이것은 상대적으로 정확하게 측정할 수 있다. 테스토스테론 수치가 1리터당 12나노몰 미만인 경우부터 결핍으로 간주한다. 적어도 수치가 1리터당 8나노몰에 못 미쳐야 임계점 미달이다. 다음 두 가지 증상이 동시에 나타날 경우에는 실질적인 조치를 취해야 한다.

● 리비도 감소, 성욕 감퇴, 수면장애, 우울감, 홍조 등의 임상 징후.

34

● 호르몬 검사를 통해 입증된 테스토스테론 결핍.

테스토스테론 수치는 명확하게 정의되어 있지만, 전문가들은 훨씬 더 정확하길 바란다. 예를 들어 청소년기 남성의 테스토스테론 수치는 개인차가 크다. 사실 '개인의 표준치'가 기준이 되어야 한다. 젊은 성인 남성의 테스토스테론 수치가 어느 정도인지 누가 알고 있겠는가? 이들은 모든 기능이 정상적이라는 말만 들어도 기뻐하기 때문에 언젠가 호르몬 측정을 받을 날이 온다는 사실을 짐작조차 못한다.

정확한 수치 측정은 다음 세대를 위한 좋은 자극이 될 것이다. 한계치가 공동 실험실의 측정 결과가 아닌 개개인의 사례를 통해 정해진다면, 개인별 맞춤 의학으로 발돋움하는 중요한 계기가 될 것이다. 질병을 치료할 때 환자 개개인의 상황을 최대한 반영해 정확하게 처치할 수 있는 의학 말이다.

테스토스테론 수치 높이는 법

테스토스테론 수치가 갑자기 뚝 떨어졌을 때 어떻게 해야 할까? 먼저 좋은 소식은 여성보다 남성에게 호르몬 수치에 영향을 줄 수 있는 방법이 훨씬 많다는 것이다. 잠깐, 지금 우리가 다루고 있는 주제는 호르몬 관련 장애가 아니라 호르몬이라는 사실을 염두에 두길 바란다.

테스토스테론 수치 감소를 예방하기 위해 가장 좋은 방법은 과체중을 피하는 것이다. 물론 대부분의 사람은 과체중인 상태에서 체중 감량을 시작한다.

지방조직이 왜 테스토스테론 킬러일까? 지방조직에는 지방조직 아로마타제라는 특수한 효소가 있기 때문이다. 이 효소에는 아주 독특한 특성이 있다. 대사를 통해 테스토스테론을 에스트로겐으로 전환시키는 것이다. 물론 그 자체가 나쁜 것은 아니다. 테스토스테론은 자신에게 주어진 작용 중 많은 것을 스스로 처리하지 못하고, 대사물질(신진대사 프로세스의 중간 산물)을 통해 변형시킨다.

- 그중 하나가 **디하이드로테스토스테론**DHT, dihydrotestosterone**이다. 일종의 슈퍼 안드로겐으로, 테스토스테론보다 훨씬 강력하게 작용하고, 머리숱을 감소시킨다.**
- 다른 하나는 에스트로겐으로, 골격 시스템과 뇌에 영향을 끼친다.

앞에서 에스트로겐 결핍으로 인한 질병인 골다공증과 치매가 누구에게 나타나는지, 남성이 여성보다 에스트로겐을 훨씬 적게 생산하는데 왜 여성에게 골다공증과 치매가 더 많이 나타나는지 궁금했던 독자들은 여기서 그 답을 찾을 수 있다.

남성은 테스토스테론의 일부를 에스트로겐으로 전환시키기 때문에 나이가 들어서도 이런 병에 걸릴 확률이 훨씬 낮다. 일반적으로 60세 남성은 호르몬 대체 요법 제제를 복용하지 않은 60세 여성보다 에스트로겐 수치가 더 높다. 이것은 갱년기 이후 호르몬 대체 요법을 고민하는 여성과는 완전히 다른 점이다.

다시 지방조직 아로마타제로 돌아가보자. 이 효소는 대사를 통해 테스토스테론을 에스트로겐으로 전환시킨다. 이것은 남성이 노년기 질환의 측면에서 유리한 이유다. 하지만 지방조직이 너무 많으면 아로마타제의 활동이 지나치게 활발해진다. 유감스럽게도 많은 노년기 남성이 이에 해당한다. 쉽게 말해 고환의 테스토스테론 생산량이 적을수록 지방조직에서 에스트로겐으로 더 많이 전환된다. '파담'은 그 문을 두드리는 강력한 신호다.

체내의 테스토스테론을 정상 수치로 유지하고 싶은 남성이 가장 먼저 취해야 할 중요한 조치는 체중 감량이다.[11] 좋은 닭은 뚱뚱하지 않다는 사실을 농부가 알듯이 말이다. 내분비학자들은 이제 그 이유를 설명할 수 있다.

체중 감량 외에 특히 운동이 중요하다. 운동은 테스토스테론 수치를 현저히 증가시킨다. 하지만 모든 유형의 스포츠가 동일한 효과를 내는 것은 아니다. 이 경우에는 근력 운동이 효과적이다. 근육을 활성화시키면 테스토스테론 분비를 자극하기 때문이다. 지구력 운동을 선호하는 사람은 목표를 정하고 고강도 인터벌 훈련HIIT, High Intensity Interval Training을 포함시킬 수 있다. 이처럼 부하 한계에 도달하는 것(혹은 짧게 초과하는 것)은 안드로겐을 집중적으로 자극한다. 반면 장거리 조깅은 테스토스테론을 자극하는 데 오히려 비생산적이다. 남성 호르몬은 마라톤을 별로 좋아하지 않을 것이다.

쾌감과 호르몬의 진짜 킬러는 스트레스다. 주요 스트레스 호르몬인 코르티솔은 테스토스테론에 직접 맞서는 적이라고 할 수 있다. 이 내용은 2장에서 더 자세하게 살펴보겠다. 지금 여러분이 해야 할 일 중 체중 감량과 근력 운동 외에 스트레스 감소와 충분한 수면이 있다. 이것은 남성이 계획적으로 안드로겐 수치를 유지하는 데 필요한 가장 중요한 조치다.

반면 영양 섭취와 관련된 효과는 종종 과대평가되고 있다. 고칼로리 식사는 과체중을 초래하므로 피해야 한다. 특별한 식품을 섭취해 남성 호르몬 수치를 높이겠다는 소망은 이루어질 수 없다. 실제로 검증되지 않은 조언들이 난무한다. 학술 연구에 따르면, 식물성 '정력제' 중에는 그 효과가 입증된 것이 하나도 없다.[12] 물론 플라시보 효과는 항상 있다. 성과 관련해 이 효과는 특히 강력하게 나타난다. 그러니까 앞으로도 쭉 아스파라거스 시즌을 집중적으로 활용해도 좋다. 적어도 미식의 측면에서 아스파라거스는 즐길 만하지 않은가.

긍정적인 효과가 입증된 물질이 있다. 바로 아연이다. 이 슈퍼 원소는 인체에서 부족할 때가 많고 면역 체계와 관련해 특히 중요하다. 아연은 테스토스테론 수치에 긍정적인 영향을 끼친다. 이는 과학적으로도 입증된 사실이다. 아연은 소위 아로마타제 억제제다. 쉽게 말해 우리가 방금 살펴본 지방조직의 효소, 즉 대사를 통해 테스토스테론을 에스트로겐으로 전환시키는 효소를 억제하는 역할을 한다. 아연 함량이 높은 식품은 굴이다. 카사노바들이 사랑의 모험을 즐기기 위해 굴을 큰 접시로 먹어치웠던 것으로 보아 이 사실을 잘 알고 있었던 듯하다.

체중 감량도 굴 섭취도 통하지 않는다면 호르몬 요법을 통해 부족한 테스토스테론을 보충하는 방법이 있다. 여성의 에스트로겐처럼 테스토스테론 젤을 피부에 개인별 적정량 바르거나 3개월에 한 번 데포 주사제를 접종받는 것이다. 이런 유형의 치료는 전문의와 상담을 해야 한다. 호르몬 대체 요법의 원칙은 정상적인 호르몬 수치로 끌어올리는 것이다. 이를 초과하는 경우는 도핑이다.

안티에이징 호르몬 분비를 촉진하는 법

도핑은 특정한 호르몬과의 연결을 돕는다. 바로 '사람성장호르몬HGH, Human Growth Hormone'이다. 사람성장호르몬은 유아기와 청소년기의 일반적인 성장 프로세스에 관여한다. 성인의 경우 특히 근육 성장을 촉진시킨다. 이런 이유로 HGH는 오래전부터 보디빌딩 스튜디오에서 불법적으로 거래되어왔다. 아널드 슈워제네거나 실베스터 스탤론 같은 액션 스타들이 만년에도 〈터미네이터 5〉나 〈람보 6〉에서 상반신 노출을 위해 HGH로 근육을 키운 사실은 공공연한 비밀이다. 그것도 상당히 많은 양을 사용했다.

HGH가 매우 강력한 효과를 지닌 단백동화스테로이드라는 사실은 의심할 여지가 없다. 정말로 HGH는 안티에이징 호르몬일까? 1990년대에 미국의 항노화 전문의들은 그렇다고 주장했다. 심지어 HGH는 순식간에 '항노화 의학의 황제 호르몬'이라는 이름을 얻었다.

이후 HGH를 전문적으로 투약하는 클리닉들이 우후죽순으로 생겼다가 금세 잠잠해졌다. 치료가 번거롭고 비용이 너무 많이 든다는 것이 그 이유였다. HGH는 인슐린과 비슷한 긴 사슬 단백질 호르몬으로, 쉽게 말해 매일 피부에 투여해야 했다. 이 호르몬이 위장에 도달하면 다른 모든 단백질과 마찬가지로 가차 없이 아미노산으로 분해된다. 따라서 여러분에게 '경구經口형 HGH'를 권하는 사람은 사기꾼이라는 사실을 기억하길 바란다.

또 다른 이유는 재미를 보는 비용이 결코 싸지 않다는 것이다. 필요한 용량을 처방받으려면 한 달에 수백 유로를 지출해야 한다. 비용보다 더 심각한 문제는 그 효과다. 미적 효과를 얻고 근육이 성장하고 지방이 줄어든다고 해도, 수명 연장에 긍정적인 영향이 있지는 않았다.

수의학의 사례를 몇 가지 언급하겠다. 의학 분야에서 장수 연구 실험에 가장 많이 사용되는 동물이 쥐다. 이 연구의 목표는 5년 이상 살고 기대수명이 일반 쥐의 두 배를 넘는 '므두셀라 쥐'를 만드는 것이었다. 그리고 최고 기록을 보유한 쥐에게 상이 수여되었다. 승자는 집쥐를 왜소하게 변형시킨 '난쟁이 쥐'였다. 이 쥐의 성장 호르몬 수용체는 인공적으로 차단된 상태였다.[13] 게다가 이 쥐는 노년기 질환에 덜 걸렸다. 고로 건강하게 오래 살기 위해 성장호르몬이 반드시 필요한 것은 아니라는 사실이 입증된 셈이다.

과학 연구실에서 일상생활에 이르기까지 널리 알려진 사실이 있다. 특히 개를 키우는 사람들은 개의 기대수명이 한 가지 요인, 즉 크기에 좌우된다는 것을 잘 알고 있다. 소형견은 15~18년을 거뜬히 산다. 반면 성장호르몬이 훨씬 많은 대형견은 10~12년 이상 살기 어렵다.

이제 인간의 항노화 연구의 방향도 바뀌고 있다. 테스토스테론이나 HGH처럼 세포 성장을 자극하는 물질, 이른바 신체의 성장을 촉진하는 물질은 더 이상 연구의 중점 과제가 아니다. 건강한 노년을 위해서라면 신체의 에너지 결핍을 포장하고 성장 프로세스를 촉진하는 물질보다 회복 및 재생 프로세스를 촉진시키는 물질이 더 효과적이다. 시르투인이 그중 하나다. 시르투인은 5장에서 다시 한번 다루겠다.

그럼에도 성장호르몬 주사를 고민하는 이유가 있다. 이 호르몬에 좋은 효과만 있지도 나쁜 효과만 있지도 않기 때문이다. 적정 농도를 지키고 다른 호르몬과의 비율을 고려하는 것이 중요하다. 성장호르몬을 외부에서 공급받는 것은 큰 도움이 되지 않는다. 체내 성장호르몬 분비를 자극하는 것이 훨씬 합리적이다. 이 경우에는 절대 '도핑 영역'에 도달할 수 없기 때문이다.

따라서 성장호르몬 분비를 촉진시킬 수 있는 방법을 다시 한번 살펴보아야 한다. HGH에는 생물학적 주기, 즉 24시간 주기가 있다. 첫 단계로, 뇌하수체에서 밤마다 깊은 수면이 이루어지는 자정과 새벽 2시 사이에 HGH가 분비된다. 이 시간에 컴퓨터 앞에 있거나 클럽에서 춤을 추고 있다면 HGH 분비량이 확실히 줄어든다. 그래서 수면이 중요한 것이다.

운동도 마찬가지다. 성장호르몬은 테스토스테론과 비슷하게 활동한다. 그래서 근육 운동이 중요하다. 지구력 운동은 HIIT의 경우처럼 최대 부하 상태에서 단시간에 끝내야 한다.

성장호르몬 생산과 분비를 장기적으로 자극하는 또 한 가지 요인은 약간의 저혈당이다. 이것은 체내의 성장호르몬을 밀어내는, 뇌하수체의 가장 중요한 자극 가운데 하나다. 내분비학에서는 소위 기능적 HGH 부하 테스트를 기본으로 한다. 몇 유닛의 인슐린을 주입함으로써 신체를 경미한 저혈당 상태로 만들고, 이에 대한 반응으로 HGH 분비가 어느 정도 증가하는지 측정하는 것이다. 이는 전형적인 임상 테스트 절차로, 당연히 내분비 전문의가 검사해야 한다. 몇 유닛의 인슐린이라도 너무 많아 혼수상태에 빠질 수 있기 때문이다.

이런 궁금증이 생길 수 있다. 위험하지 않으면서 내 몸에 도움이 되는 방법은 없을까? 있다! 빈대학교의 요하네스 후버Johannes Huber 교수가 몇 년 전부터 권유한 단순한 방법으로, 소위 '디너캔슬링Dinner Cancelling'이다. 간헐적 단식으로 알려진 방식과 원칙적으로는 다를 게 없다. 중요한 것은 아침이 아니라 저녁 식사(디너)를 거르는 것이다. 오후 5시부터 칼로리를 섭취하지 않을 경우 자정과 새벽 2시 사이에 경미한 저혈당 상태가 된다. 이 시간대는 정확하게 뇌하수체에서 성장호르몬을 최대로 분비할 수 있는 시간이다.

디너캔슬링을 적용한 단식의 긍정적인 효과는 이보다 더 많다. '안티에이징 황제 호르몬'으로 알려진 테스토스테론은 건강한 노화 프로세스에서 중요한 역할을 한다. 디너캔슬링 등을 통해 계획적으로 테스토스테론 생산량과 분비에 영향을 줄 수 있다.

애정호르몬, 옥시토신의 두 얼굴

지금까지 남성 호르몬을 살펴보았다. 이제 완전히 다른 가치를 지닌 전달물질을 알아보자. 그 주인공은 '애정호르몬'으로 불리는 옥시토신이다. 옥시토신은 옛날부터 잘 알려져 있었지만 오랫동안 산부인과 전문의들을 통해서만 주로 사용되어왔다. 옥시토신의 주요 과제는 출산 중 자궁 수축 및 수유 여성의 젖 분비 자극이다. 그리스어인 옥시토신을 직역하면 '빠른 출산'이라는 뜻인데, 옥시토신은 수십 년 넘게 이 의미로만 사용되었다. 분만실에서 출산이 순조롭지 않을 때 옥시토신 농축액을 투여해 상황을 진척시켰다.

1990년대에 이르러 옥시토신의 '사회적 요소'가 발견되었다. 엄마가 수유할 때 아기에게 모유만 공급되는 것이 아니라는 것이다. 수유를 통해 심리학에서 말하는 '유대감', 즉 엄마와 아기 사이에 감정적으로 끈끈한 애착 관계가 형성된다. 이때 분비되는 호르몬이 옥시토신이다.

옥시토신은 엄마와 아기의 관계뿐만 아니라 부부의 애착 관계에서도 중요한 역할을 한다. 서로 몸을 밀착시키고 강도 높은 신체 접촉을 할 때도 수유할 때와 똑같은 호르몬이 분비된다. 오르가슴을 느낄 때도 옥시토신이 폭발적으로 분비된다. 성적 만족감을 통해 유대감이 생기는 것이다.

이 같은 사실이 발견되자 전 세계 사람들이 옥시토신에 관심을 가지고 연구를 시작했다. 그 결과 긍정적인 측면들이 많이 발견되었다. 옥시토신은 강도 높은 신체 접촉을 통해 유대감을 강화시킬 뿐만 아니라, 한 그룹 내에서의 결속력도 다져준다. 또한 건강에도 이롭다. 스트레스 호르몬인 코르티솔 분비를 억제시켜 혈압을 떨어뜨리고 불안장애에도 도움을 준다.[14] 호르몬에 노벨상을 수여한다면 옥시토신이 가장 유력한 노벨평화상 후보일 것이다.

무언가를 집중적으로 연구하다 보면 항상 발생하는 일이 있다. 화려한 전체 이미지와는 어긋나는 측면이 언젠가는 밝혀진다는 것이다. 2011년 네덜란드의 연구자들이 언론을 흥분시키는 연구 결과를 발표했다. 이에 따르면, 옥시토신은 한 그룹 내의 결속력을 강화시키는[15] 동시에 이 그룹에 속하지 않은 사람들에 대해서는 공격성을 조장한다. 이 호르몬의 가장 깊은 곳에 외국인 혐오나 인종주의가 도사리고 있는 것일까? '옥시토신의 어두운 면'이 언론을 통해 부각되었다. '정치적 올바름'을 추구하는 자들은 경고의 목소리를 냈다.

여러 차례 강조했듯이, 호르몬은 복합적인 물질이다. 호르몬은 문화적 기준과 가치에 의해 분류될 수 있지만, 이것이 반드시 옳다고 할 수는 없다. 생물학적으로 호르몬은 종 보존의 의무를 지니고 있다. 한 그룹 내의 결속력이 강할 때 낯선 사람과 다른 사람을 배척하는 현상이 종종 일어난다. 실제로 내 자식에 대한 사랑이 주변에 반드시 도움이 되는 것은 아니다. 자신의 새끼가 위협받을 때 어미 짐승의 공격성을 경험해본 사람이라면 어떤 맥락인지 금세 이해할 수 있을 것이다.

옥시토신은 우리의 건강에 긍정적인 영향을 준다. 그렇다면 어떻게 옥시토신을 최대한 많이 얻을 수 있을까?

옥시토신은 HGH와 유사한 종류의 단백질 호르몬이지만 훨씬 짧은 단백질 호르몬이다. 역시 위산의 프로세스가 짧으므로 경구 투여는 고려 대상이 아니다. 대안으로 옥시토신이 함유된 비강 스프레이가 있다. 이에 대해 희망적인 연구 결과는 있으나 필요한 임상 승인 연구를 마치고 허가를 받은 제제는 아직 없다. 따라서 효과도 확실치 않은 고가의 제품을 인터넷으로 구매하라는 조언에는 귀 기울이지 않는 것이 좋다.

여기서 한 가지 궁금증이 생긴다. 우리가 직접 체내 옥시토신

생산량을 늘릴 수 있지 않을까? 실제로 가능하다. 앞서 옥시토신이 주로 분비되는 상황을 설명했으니 실행에 옮기기도 어렵지 않을 것이다. 하지만 이 조언이 무작정 '소파에서 벗어나라'는 의미는 아니다. 이 말은 '소파에 앉아 서로 살을 맞대라'라는 뜻에 가깝다. 스킨십 단계를 넘었다면 '바로 침대로 가서 섹스를 하라'는 것이다. 최대한 오르가슴을 많이 느끼면서 말이다.

마지막 질문이다. 살을 맞댈 수 있는 상대가 없다면 어떻게 해야 할까? 반려동물을 키우면 된다. 가장 좋은 동물은 개다. 개는 모든 반려동물 중에서 인간과 가장 친밀한 관계를 맺을 수 있고 안티에이징에도 도움이 된다. 개만큼 훌륭한 개인 피트니스 트레이너도 없다. 부지런한 개들은 하루에 최소 두 번 산책을 하기 때문이다. 이 말은 '소파에서 벗어나라'는 의미다. 이것은 당연히 좋은 일이다.

실제로 개가 옥시토신 분비에 끼치는 긍정적인 효과는 연구가 가장 잘 되어 있는 분야다. 이를 주제로 스웨덴 수의학 및 동물학 연구소의 린다 한틀링Linda Hantling은 2010년 박사 논문을 썼다. 〈인간 대 인간과 인간 대 동물의 상호작용Human-Human and Human-Animal Interaction〉에서 그녀는 개를 쓰다듬고 몸을 비비는 것이 서로에게 유익하다는 사실을 입증했다. 인간과 개의 옥시토신 수치가 똑같이 증가한 것이다.[16]

원칙적으로 고양이와 다른 반려동물에게서도 동일한 효과가 나타난다. 미국의 연구에 따르면, 규칙적으로 야자수 화분에 물을 주는 행동에도 인간의 기대수명을 연장시키는 효과가 있다. 실제로 다른 생물을 돌보는 행위 하나만으로 건강에 긍정적인 효과를 끼칠 수 있다. 당연히 야자수 화분의 '밀착 지수'는 반려동물에 비해 훨씬 낮다. 하지만 함께 산책하지 않아도 된다는 장점이 있다.

다음 장에서 우리가 살펴볼 주제는 스트레스다. 이제 우리는 여유를 가져도 된다. 우리는 더 이상 무기력하게 호르몬에 조종당하는 피해자가 아니다. 바른 지식과 기본 태도만 갖춘다면 우리는 호르몬을 제어할 수 있다. 인간과 호르몬은 지배당하느냐 스스로 결정하느냐의 대립 관계가 아니다. 서로 조화를 이룰 수 있도록 함께 맞춰나가야 하는 관계다.

① 젊음은 오래! 노년은 행복하게!

* 갱년기는 50세 무렵부터 난소의 호르몬 생산량이 고갈되는 것을 의미한다. 갱년기 자체를 막을 방법은 거의 없다. 하지만 갱년기로 인해 발생하는 장애를 예방하는 방법은 아주 많다.

* 최근 연구 결과 생동일성 호르몬을 이용한 개인별 맞춤 호르몬 대체 요법이 여성들과 안티에이징 영역에 유용하다는 사실이 입증되었다. 이 요법에 대해 부인과 전문의와 상담해보길 바란다.

* 남성이 생활양식을 바꿈으로써 테스토스테론 수치를 높게 유지하는 방법은 여러 가지다. 그중에서도 체중을 줄이고 근력 운동을 규칙적으로 하는 것이 가장 중요하다.

* 성장호르몬 투여는 비용도 비싸고 논란이 많지만 '디너캔슬링(저녁 식사 거르기)'을 통해서는 누구나 쉽게 체내 성장호르몬 분비를 자극할 수 있다.

* 항노화 의학에서 옥시토신의 중요성이 점점 부각되고 있다. 옥시토신을 더 많이 생산할 수 있는 가장 좋은 방법은 강도 높은 신체 접촉이다.

2장

결코 피할 수 없는
인생의 동반자

: 스트레스와 잘 지내는 법

JUNG BLEIBEN IST
KOPFSACHE

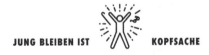

JUNG BLEIBEN IST   KOPFSACHE

우리는 모순의 시대를 살고 있다. 객관적으로 판단할 때 지난 반세기 동안 전 세계 대부분의 지역에서 생활환경은 현저히 개선되었다. 이제 굶주리거나 취업할 능력이 없어서 절대적 빈곤에 시달리는 일은 거의 없다. 직장은 물론이고 가정에서도 기계가 힘든 육체노동을 대신 한다. 19세기의 노동자들은 하루에 12시간을 공장, 논밭, 광산에서 혹사당하며 일한 반면, 현대인들은 8시간 근무에 대부분의 시간을 앉아서 일한다. 100년 전만 하더라도 가사노동 중 빨래에(빨고, 널고, 말리고, 개기까지) 꼬박 일주일이 걸렸지만, 지금은 세탁기와 부수적으로 건조기가 이 일을 도맡고 있다.

  그럼에도 많은 사람이 생존 때문에 점점 더 많은 스트레스를 받고 있다. 이는 적어도 대표성 설문조사에서 입증된 결과다. 기술인 건강보험 중 한 곳에서 의뢰받은 연구에 따르면, 독일인 10명 중 8명은 스트레스로 인해 압박감을 느끼고 있다. 이 설문조사는 정기적으로 반복 시행되었기 때문에 추이도 확인할 수 있다. 2013년과 비교할 때 2016년의 객관적인 스트레스 강도는 4퍼센트 상승했다. 코로나 바이러스가 아직 나타나지 않은 시절이었는데도 말이다.[1]

약도 되고 독도 되는 스트레스

스트레스는 2차질환으로 이어질 수 있다는 점이 문제다. 스트레스로 인해 만성 요통, 동맥경화증, 기도 질환 혹은 과민대장증후군 등 신체 장애가 발생할 수 있다. 게다가 우울증이나 번아웃 등의 정신 질환으로 이어질 가능성도 높다.

정신 질환은 전 세계적인 유행병으로 발전하고 있다. 독일에서만 정신 질환으로 병가를 신청하는 비율이 12퍼센트에 달한다. 현재 독일인의 5~7퍼센트가 우울증을 앓고 있다. 즉, 400만 명이 넘는 독일인이 우울증에 시달리고 있는 것이다. 우울증은 개인의 고통으로 끝나는 문제가 아니다. 사회 및 경제적 부담으로 이어진다. 진단 조치, 심리 치료를 포함한 치료, 약물 처방, 질병으로 인한 노동재해, 조기 퇴직 비용을 합산하면 독일의 경제적 손실은 연간 790억 유로에 달한다.[2] 이것은 심혈관계 질환, 암, 당뇨병 치료에 필요한 것보다 훨씬 큰 비용이다. 물론 우울증의 발병 원인은 유전적 소인 등 매우 다양하다. 하지만 만성 스트레스로 인한 압박감이 주된 요인이라는 데에는 반박의 여지가 없다.

객관적인 스트레스 압박감이 클수록 정신적인 간접 손해가 더 자주 발생한다. 스트레스를 받으면 병이 들고 늙는다는 확실한 연구 결과도 있다. 이 책에서 스트레스라는 주제에 하나의 장을 할애할 수밖에 없는 이유다. 그런데 스트레스를 다루면서 한 가지 짚고 넘어갈 것이 있다. 스트레스는 인간을 병들게 하지만, 앞에서 언급한 수치는 지나치게 극적이라는 점이다. 스트레스에 그렇게 부정적인 측면만 있는 것은 아니다. 스트레스에 대한 이미지는 약간 수정될 필요가 있다. 적당한 스트레스는 오히려 건강에 도움이 되기 때문이다.

- 가장 효과적인 생명 연장 조치 중 하나로 다양한 형태의 단식을 꼽을 수 있다. 간헐적 단식interval fasting, 치료적 단식therapeutic fasting, 최신 트렌드인 단식 모방 식단FMD, Fasting Mimicking Diet 등 어떤 형태를 취하든 간에 적게 먹을수록 오래 산다는 것이다. 처음에 단식은 우리 몸에 스트레스 자극, 즉 배고픔을 준다. 하지만 이에 대한 반응으로 우리 몸은 다시 건강한 상태로 돌아간다. 우리 몸은 잘 알려져 있다시피 시르투인 등의 회복 효소를 활성화시킨다. 시르투인은 손상된 DNA를 복구하고, 세포 내 분자 노폐물을 제거하는 프로세스인 자가 포식autophagy을 자극한다.
- 스칸디나비아인들은 오래전부터 건강을 위해 예방 차원으로 사우나를 해왔

다. 사우나는 전 세계의 많은 지역에서 받아들이고 개발해온 방식이다. 섭씨 100도 이상의 열에 노출되었을 때 우리 몸은 처음에 스트레스 자극, 즉 열을 받는다. 하지만 이 스트레스가 우리의 면역 체계를 자극하고 혈관을 확장시킴으로써 열이 주변으로 퍼지도록 우리 몸을 단련시킨다.

- 사우나보다 덜 오래된 방식으로 냉동 요법이 있다. 우리 몸을 극한의 낮은 온도에 노출시키는 것이다. 추위는 열과 유사하게 작용한다. 면역 체계가 활성화되고 체온이 유지될 수 있도록 피부 혈관이 수축된다. 그다음에 혈관이 다시 확장되고 차가워진 피부 표면에 혈액이 공급된다. 혈관계를 위한 피트니스 트레이닝인 셈이다.

- 운동도 처음에는 신체에 스트레스 자극을 주는 것이다. 우리 몸이 육체적 고통에 계획적으로 노출됨에 따라 에너지 대사량과 함께 산화 스트레스가 증가한다. 근섬유가 분자 영역에서 손상되고 우리는 근육통을 느낀다. 운동으로 얻는 건강은 육체적 고통에 대한 인간의 반응이다. 혈액 순환이 개선되고, 항산화 효소 체계가 활발하게 작동한다. 근섬유의 작은 손상이 회복된다. 필요한 것보다 더 많은 보상을 받는 경우가 종종 있고 마지막에는 근육량이 살짝 증가한다. 보디빌더들은 정확히 이 원칙에 따라 훈련한다. 근육에 통증이 수반된 후에야 근육 성장이 시작된다.

우리 몸이 다양한 스트레스 자극을 받으면 그 반응으로 건강한 상태로 돌아간다는 사실은 예방의학 차원에서 중요하다. 요즘 이것은 '호르메시스 효과Hormesis effect'라고 불린다.

그럼에도 변함없는 사실은, 모든 경우에 정확한 용량을 지켜야 한다는 것이다. 지나친 단식을 하는 사람은 언젠가 굶어죽을 수도 있다. 몇 시간을 사우나에 있는 사람은 열사병으로 죽을 위험이 있다. 냉수욕을 너무 오래 하는 사람은 언젠가 저체온증으로 죽을지도 모른다. 용량을 지키지 않으면 오히려 독이 된다. 이 원칙은 많은 약품은 물론이고 생활양식에도 적용된다.

스트레스라면 적정 수준을 넘지 않는 것이 특히 중요하다. 지나친 스트레스는 독이 될 수 있다. 지금부터 스트레스가 지나치면 어떤 일이 일어나는지, 어떤 영향을 끼치는지, 이를 막기 위해 우리가 무엇을 할 수 있는지, 더 자세히 살펴보자.

무방비 상태로 늙지 않으려면

이제 스트레스는 모든 분야에서 사용하는 개념이 되었다. 지금으로서는 이 개념이 의학 전문 용어에 포함된 지 100년이 채 안 되었다는 사실을 상상하기 어렵다. 영어 개념인 '스트레스stress'가 '압력'과 '긴장'이라는 의미로 사용된 것은 훨씬 오래전 일이다. 하지만 당시 스트레스는 주로 물질의 응력應力을 표현하는 기술적 의미에서 사용되었다.

오스트리아계 캐나다인 의사이자 생화학자 한스 셀리에Hans Hugo Selye(1907~1982)가 1930년대에 이 개념을 의학에 도입했다. 금속만 응력에 노출되는 것이 아니라는 그의 주장은 매우 설득력이 있었다. 압력을 받아 부서지는 일은 물질 재료만이 아니라 인간에게도 일어날 수 있는 일이었다. 오늘날 스트레스 연구의 아버지로 여겨지는 셀리에는 이 개념을 세분화시켰다. 그는 인간에게 부담보다는 자극을 주는 유익하고 건강한 스트레스를 '유스트레스Eustress'라는 개념으로 구분했다. 그리고 장기적으로 건강 문제를 일으킬 수 있는 스트레스를 '디스트레스Dystress'라고 표현했다.[3]

한편 심리 스트레스 연구의 한 선구자는 스트레스라는 개념을 사용하지 않고 스트레스 반응의 기초를 다졌다. 미국의 생리학자 월터 캐넌Walter Cannon(1871~1945)은 '투쟁 혹은 도피fight or flight'라는 개념으로 갑작스러운 위협이 나타났을 때의 전형적인 신체 반응을 설명했다.[4] 투쟁과 도피는 실제로 아주 위험한 상황에 처했을 때 가장 좋은 전략이다. 위협 대상이 적대감을 가진 사람이든 공격적인 맹수든, 우리는 싸울 것인지 도피할 것인지, 단 몇 초 만에 어떤 전략이 더 나은지 결정한다. 5만 년 전 우리 조상들에게 투쟁 혹은 도피는 일상이었다. 하지만 지금은 공격적인 맹수들을 만나 공격당하는 일은 극히 드물다. 이제 우리에게 적대감이 있는 사람은 곤봉이 아니라 사무실에서 따돌림으로 우리를 위협한다.

동일한 원리로 '투쟁-도피 반응'은 우리의 몸이 최대 성능을 갖추도록 준비하는 과정이다. 처음에는 장기의 혈액 순환이 최대치를 발휘하도록 혈압과 맥박이 상승한다. 그다음에 최적의 산소 공급을 보장받을 수 있도록 호흡수가 증가한다. 그 결과 근육에 더 많은 에너지가 공급될 수 있도록 글루코스(포도당) 보유량이 동원되고 응고 시스템이 예민하게 작동한다. 인간이 싸울 때 상처는 빨리 아물고 가능한 한 빨리 지혈되어야 하기 때문이다. 이렇게 스트레스 반응은 인간의 생명을 구한다.

스트레스가 급성에서 지속적인 상태로 바뀌면 문제가 생긴다. 지속적인 혈압 상승은 동맥경화증, 글루코스 방출량 증가는 당뇨병, 혈관계 활성화는 혈전증이 발생하기 유리한 조건을 만든다.

쉽게 말해 스트레스 반응은 갑작스러운 위험 상황을 극복하는 데 유용하지만, 스트레스가 만성화되고 이에 따른 신체 경고 반응이 지속적인 상태가 되면 문제가 발생한다.

스트레스 반응 자체는 신경계와 호르몬계라는 두 축을 통해 작동한다. 이 경우 처음에는 첫 번째 축(호르몬계)을 통해 특수한 호르몬 캐스케이드cascade가 활성화된다. 두 번째 축(신경계)은 뉴런 네트워크를 통해 작동한다. 이 경우에는 특히 자율신경계가 중요한 역할을 한다.

자율신경계는 복합적인 신경 그물망으로, 우리 신체를 통과해 장기의 기능을 제어하고 체내 균형을 유지시킨다(항상성). 이를테면 심장박동, 호흡, 장의 활동, 신장의 여과 기능 등이 그렇다. 골격근육은 우리가 임의로 긴장시킬 수 있는 반면, 대부분의 장기의 기능은 인간의 의식적인 행위 없이 자율신경계에 의해 제어된다. 이것은 생명 활동을 훨씬 쉽게 만들어준다. 호흡을 할 때마다 의식적으로 '들숨-날숨' 명령을 내려야 한다면 다른 활동은 전혀 할 수 없을 것이다.

항상성을 설명하는 데 적합한 또 다른 예로 체온이 있다. 인간의 신체 기능을 유지하기 위해 체온은 거의 정확하게 섭씨 37도로 유지되어야 한다. 예를 들어 더울 때는 우리 몸이 땀을 흘리고 추울 때는 덜덜 떨린다. 이 기능을 담당하는 곳이 인간의 자율신경계다. 땀을 흘릴 때 증발로 인한 냉각은 몸을 시원하게 한다. 반대로 추위로 몸이 떨릴 때 에너지 대사량이 체온을 높인다. 간혹 활동을 적게 하도록 땀샘에 명령을 보내는 경우도 있다. 다행히 우리는 이를 의식적으로 제어할 필요도, 제어할 수도 없다.

자율신경계를 구성하는 두 가지 핵심 요소는 교감신경과 부교감신경으로, 두 신경은 기능을 기준으로 활동신경과 회복신경이라고도 불린다. 교감신경과 부교감신경은 여러 갈래로 나뉜 신경 섬유를 포함하는 망으로 구성된다. 부교감신경계의 지배적인 신경, 즉 미주신경이 경계를 구분 짓는다. 미주신경은 주로 대장과 위장에서 뇌의 명령에 따라 움직이고, 뇌는 장의 활동을 통해 중요한 정보를 전달한다.

교감신경과 부교감신경은 인간의 내부 기관이 최대한 동일하게 유지되는 환경에서 최대한 원활하게 활동할 수 있도록 관리한다. 따라서 스트레스를 받을 때 교감신경과 부교감신경으로의 전달이 중요하다. 스트레스는 내부의 조화를 깨고 자율신경계가 신속하고 효과적으로 반응하도록 돕기 때문이다.

- **교감신경은 인간의 몸이 투쟁-도피 반응을 즉시 수용할 수 있도록 준비한다.**

처음에는 맥박과 혈압이 상승하고 호흡이 빨라진다. 인간의 뇌도 경고 상태로 바뀌고 많은 이미지를 훨씬 강도 높게 인식한다. 이 결과가 장기간 지속되는 경우도 적지 않다. 돌아보면 우리가 극도의 스트레스 상황에 있을 때 세부적인 것까지 얼마나 많이 떠올릴 수 있는지 놀라울 따름이다. 스트레스 자극이 너무 강하면 심각한 문제로 발전할 수 있다. 심한 트라우마를 겪은 사람은 외상후스트레스장애PTSD로 인해 머릿속에서 같은 영상이 반복적으로 재생되기 때문에 스트레스가 계속 유발된다.[5]

● 자율신경계의 최우선 목표는 내적 균형 상태를 회복하는 것이다. 교감신경을 통해 전달된 흥분으로 스트레스 상황이 되면, 재생이 이루어지고 신체 자원이 회복되는데, 이것이 중추신경 경로, 즉 미주신경을 이용한 부교감신경계의 역할이다.

이 영역에서 만성 스트레스를 명확히 정의할 수 있다. 교감신경계가 계속 활성화된 상태에 있고 미주신경이 재생 작업을 수행하지 못하거나 충분히 수행하지 못할 때 만성 스트레스가 발생한다. 둘 다 의식적인 행위 없이 자율적으로 활동하기 때문에 여기에 개입하는 것은 결코 단순한 일이 아니다. 하지만 '노화는 머리 쓰기 나름'이다. 이를 해결하기 위한 방법이 있다. 구체적인 방법을 알아보기 전에 스트레스 축이 어떻게 작동하는지 살펴보자.

호르몬이 보내는 경고 신호

1장에서 우리는 신경계의 움직임은 빠른 데 비해 호르몬이라는 선로는 약간 느리다는 사실을 배웠다. 이를 제외하면 신경계와 호르몬은 매우 유사한 특성을 지니고 있다. 호르몬도 투쟁-도피 반응에 대비한다. 지속적인 스트레스 자극은 호르몬 수치를 이전 상태로 돌려놓지 못하거나, 2장 초반에 언급한 만성 질환들을 유발할 수 있다.

스트레스 호르몬의 축은 한 방향을 따른다. 우리는 다른 많은 호르몬의 신호 경로를 통해서도 이를 배웠다. 신호 경로는 우리 뇌의 최상위 호르몬 제어 센터인 시상하부에서 시작된다. 자극된 호르몬들은 여기에서 시작해 골밑샘(뇌하수체)에서 활성화된다. 뇌하수체는 원래 작용하고 있던 호르몬들을 분비시켜 목적지인 기관으로 보낸다. 시상하부에서 분비된 호르몬은 코르티코트로핀분비호르몬CRH, Corticotropin Releasing Hormone이라고 불린다. 그리고 뇌하수체에서 부신피질자극호르몬ACTH, Adrenocorticotropic Hormone이 분비된다. 이 호르몬은 혈관을 통해 부신피질에 도달하고, 여기에서 다시 코르티솔이라는 이름으로 더 많이 알려진 스트레스 호르몬이 자극된다. 시상하부에서 뇌하수체를 거쳐 부신피질로 가는 경로를 간단하게 HHNHormone Health Network 축이라고 한다.

코르티솔의 주요 과제는 에너지 공급이다. 투쟁과 도피 중 하나를 선택할 때 에너지가 공급되어야 한다. 이를 위해 간에 저장된 글리코겐 보유량, 즉 저장 에너지가 동원된다. 추가로 에너지를 얻기 위해 단백질도 사용된다.

테스토스테론이나 성장호르몬과 같은 동화(촉진) 호르몬과 달리 코르티솔은 이화(분해) 호르몬이다. 호르몬 작용의 결과도 측정할 수 있다. 코르티솔 수치가 계속 상승하면 뼈는 물론이고 근육의 양도 감소한다. 테스토스테론도 마찬가지로 억제된다. HHN 축의 활동이 활발할 때 다른 축에서의 활동은 감소한다. 이른바 시상하부에서 뇌하수체를 통해 생식선으로 이어지는 축이다. 그 결과 성호르몬 분비가 감소한다. 1장에서 이미 스트레스는 쾌감을 좀먹는 킬러라는 점을 언급했다. 이제 어떤 신호 경로가 어디에 관여하는지 확실히 알았을 것이다.[6]

코르티솔은 특히 면역 체계를 억제한다. 의학에서는 이 메커니즘을 이용한다. 이를테면 자가면역 질환이나 장기 이식 후 거부 반응을 억제하기 위해 화학적으로 변형시킨 코르티솔을 이용하는 것이다. 이런 제제를 지속적으로 복용할 경우 몸에 불균형이 발생하기 때문에 부작용이 따른다. 스트레스를 받을 때 코르티솔 수치가 높아지는 메커니즘도 이와 매우 유사하다.

그렇다면 체내 코르티솔 양은 측정할 수 있을까? 이를 토대로 스트레스 수치를 평가할 수 있을까? 일단 코르티솔 양은 측정이 가능하다. 하지만 단독적인 혈액 검사는 시행되지 않는다. 스트레스와 관련이 없는 자연적인 코르티솔 분비량은 시간에 따라 달라지기 때문이다. 실제로 코르티솔은 밤에 숙면한 후 잠을 깨우고 하루를 시작할 수 있게 해주는 호르몬이다. 낮이 지나면 코르티솔 수치는 감소한다. 밤에는 코르티솔 수치가 최소를 기록한다. 이때 수면호르몬인 멜라토닌이 명령을 받는다. 왜 만성 스트레스가 쾌감을 좀먹는 킬러일 뿐만 아니라 잠 도둑인 이유를 확실히 이해했을 것이다.

하루의 흐름을 따르는 스트레스 호르몬인 코르티솔의 양을 측정하려면 최소 3회(아침, 점심, 저녁) 혈액을 채취해야 한다. 비용이 만만치 않으므로 테스트 키트를 이용해 직접 측정하는 방법도 있다.

호르몬의 또 다른 측면을 알아보자. 대부분의 호르몬에는 경쟁자 호르몬이 있다. 코르티솔의 경우도 마찬가지다. 앞에서 언급한 대로 시상하부의 스트레스 호르몬 축은 CRH와 함께 시작된다. 이 호르몬의 분비를 감소시킬 수 있는 호르몬은 오래전부터 우리에게 잘 알려져 있었다. 바로 사랑의 호르몬 옥시토신이다. 옥시토신을 최대로 활성화시키는 방법이 떠오르지 않는다면 1장을 다시 살펴보길 바란다.

부신피질 자체에도 코르티솔을 견제하는 경쟁자 호르몬이 있다. 바로 디하이드로에피안드로스테론DHEA, Dehydroepiandrosterone이다. 성호르몬으로 발전하기 전 단계의 호르몬인 DHEA는 항노화 의학에서 오래전부터 긍정적인 평가를 받아왔다. 무엇보다 코르티솔의 직접적인 경쟁자로서, 그다음으로는 항스트레스 호르몬으로서 말이다. 그래서 충분한 DHEA 수치를 유지하는 것이 중요하다.[7] 코르티솔과 달리 DHEA는 하루의 리듬을 나타내지 않기 때문에 간단하게 한 번의 혈액 채취만으로도 황산염 형태인 DHEAS를 가장 정확하게 판단할 수 있다.

의학에서는 모든 것을 측정하길 좋아하지만 유감스럽게도 호르몬 분석 결과를 이용한 스트레스 진단은 결코 쉬운 일이 아니다. 하루치 분석 결과에서 코르티솔 수치가 높게 나왔다면 스트레스를 받고 있다는 뜻이다. 하지만 코르티솔 수치가 낮게 나왔다고 해서 (우리 몸이) 스트레스를 받지 않았다는 의미는 아니다. 오히려 정반대의 상황일 수 있다. 만성 스트레스로 인해 호르몬 시스템이 정상적으로 작동하지 않아, 체내에 코르티솔이 극소량만 있어도 스트레스 자극에 반응할 수 있기 때문이다.[8]

이보다 더 중요한 사실은 몇 년 전부터 객관적이고 오류가 적은 진단 방식이 정착되었다는 것이다. 소위 심박변이도HRV, Heart Rate Variability 검사는 흉벽에 장착된 전극을 이용해 심박수를 측정한다.

일반적으로 사람들이 생각하는 것과 달리 심박수는 균일하지 않다. 심박수의 변이도는 미세하게 조절되고 있다. 쉽게 말해 심박수는 끊임없이 변한다. 신체 혹은 정신적 압박감의 정도에 따라 우리의 자율신경계(교감신경계와 부교감신경계)는 심박수를 조절하고 내부 신호는 물론이고 외부 신호에도 반응한다. 심박수의 폭이 크면 우리 몸이 최단 시간에 새로운 상황에 가장 적합하게 맞출 수 있다는 뜻이다. 스트레스가 정상적으로 처리된 것이다. 반면 심박수의 변화가 적으면 HRV는 점점 단조로워지고 한정적이다. 이는 신체가 더 이상 압박감에 최적으로 반응할 수 없다는 증거다. 이상적이고 유연한 스트레스 반응과 점점 변화가 없는 자동운동에는 차이가 있다. 이때부터 스트레스는 독소로 변한다.

이렇게 하여 자율신경계에 의해 조절되는 스트레스 축에 대한 그림이 그려진다. 우리가 신경의 활동을 직접 측정할 수는 없다. 이것은 병원에서도 하기 어려운 일이다. 그보다는 자율신경계를 이루는 두 축, 교감신경계와 부교감신경계(활동신경과 회복신경)로 조절되는 그림을 그리고 그 결과를 그래프로 나타낼 수 있다. 심박변이도가 한정적일수록, 말 그대로 '생명의 불'이 서서히 꺼져가는 듯한 상황을 관찰할 수 있다. 즉, 번아웃 단계에 진입한 것이다.[9]

노화의 가속 페달, 만성 스트레스

스트레스는 우리 건강에 어떤 영향을 줄까? 우리는 이미 몇 가지를 언급했다. 처음에는 오래전부터 위험 인자로 알려진 지속적인 혈압 상승으로 인한 동맥경화증이 유발된다. 그다음에 동맥경화증이 심근경색과 뇌경색을 일으킨다. 이 상태에서 급성 스트레스를 받으면 혈당이 더 많이 사용된다. 우리 몸이 더 많은 에너지를 필요로 하기 때문이다. 장기적으로 우리 몸은 당뇨병과 같은 대사 질환이 발생하기 유리한 환경이 된다.

스트레스의 여파는 여기에서 끝나지 않는다. 우리 세포의 만성 스트레스는 '핵인자 카파비NF-kappa B'라는 장황한 명칭의 물질을 활성화시킨다. 이 물질은 다시 호염증성 사이토카인을 활성화시키는 중앙 스위치가 된다. 이런 조직 호르몬(내분비샘이 아닌 다른 기관의 샘세포에서 분비되는 호르몬)은 원래 역치가 낮은 만성 염증 프로세스의 유발 인자이며, 결정적인 노화 인자인 것으로 입증되었다(염증성 노화inflammaging). 뇌에서 역치가 낮은 만성 염증 프로세스가 진행되면 신경퇴행성 질환의 진행을 가속화하여 치매가 발생하기에 유리한 환경이 조성된다.

만성 스트레스는 인체의 세포 발전소인 미토콘드리아도 손상시킨다. 미토콘드리아는 특히 우리 몸에 에너지를 공급하는 임무를 수행한다. 시간이 흐를수록 이 기능이 약해지고 또 하나의 핵심 노화 인자로 발전한다. 만성 스트레스로 인해 미토콘드리아가 추가로 손상되면 에너지 공급에 더 많은 차질이 생긴다. 그 결과 발생하는 번아웃증후군과 만성피로증후군은 스트레스 질환으로 인한 전형적인 장애다.[10]

만성 스트레스가 노화 프로세스에 직접적인 영향을 끼친다는 사실은 비교적 최근에 알려졌다. 이 프로세스는 주로 텔로미어telomere에 의해 제어된다. DNA 조각인 텔로미어는 염색체 말단에 위치하며, 세포분열에서 중요한 역할을 한다. 세포분열이 일어날 때마다 텔로미어가 약간 짧아진다. 임계점에 도달하면 세포는 더 이상 분열되지 않고 사멸한다. 텔로미어의 길이는 생물학적 연령을 가늠하는 척도다. 그래서 텔로미어는 우리 세포의 '생물학적 시계'로 여겨진다. 이는 분자생물학자 엘리자베스 블랙번Elizabeth Blackburn 연구팀이 발견한 성과로, 그 업적을 인정받아 2009년 노벨생리의학상을 수상했다. 이 연구팀은 또한 텔로미어가 짧아지는 속도에 변화가 매우 많다는 사실도 발견했다. 텔로미어가 아주 빠른 속도로 소모되는 요인이 있으며, 역으로 텔로미어의 단축 속도를 늦출 가능성도 있다는 것이다. 특히 만성 스트레스는 텔로미어의 길이를 빠른 속도로 줄어들게 만들고 노화 프로세스를 현저히 가속화시키는 인자다.

이를 입증하기 위해 엘리자베스 블랙번은 스트레스에 특히 많이 노출되어 있는 사람들을 조사했다. 여기에서도 우리는 스트레스 현상에 관한 몇 가지 사실을 확인할 수 있다. 일반적으로 업무에 대한 압박감이 심한 경영자, 특히 스트레스가 많은 업무를 하는 직업군은 연구 대상에 포함시키지 않았다. 대신 집에서 계속 가족을 돌보는 사람들을 실험군으로 택했다. 장애 아동을 키우는 싱글맘이나 치매 부모를 직접 돌보는 자녀처럼 극도의 물리적·감정적 압박감에 노출되어 있는 사람들이 연구 대상이었다. 이런 사람들에게는 긴장을 완화하거나 회복할 시간이 거의 없다. 집안 살림은 24시간 내내 해야 하는 일이다. 진짜 스트레스 인자는 이런 일들이지, 긴 하루의 일과를 마친 후 긴장을 풀고 여유롭게 쉴 수 있는 직장 생활이 아니다.

엘리자베스 블랙번은 가족을 돌보는 일로 만성 스트레스에 노출된 사람들을 대상으로 연구한 결과, 텔로미어가 가장 많이 단축되어 있다는 사실을 확인할 수 있었다. 다른 어떤 인자도 텔로미어

의 길이에 부정적인 영향을 끼치지 않았다.[11]

스트레스의 영향은 차치하더라도 엘리자베스 블랙번이 선택한 실험군과 관련해 더 궁금한 점이 있을 것이다. 독성 스트레스를 유발하는 인자가 원래부터 존재했던 것일까? 사실 단순히 일이 많다고 스트레스가 발생하는 것은 아니다.

영국 심리학회는 일정한 간격으로 '10대 스트레스 인자'를 조사해 목록을 작성했다. 2017년 마지막 발표 당시에는 가장 가깝게 지내던 사람의 죽음, 감옥형, 홍수나 화재로 인해 집을 잃음, 심각한 질병, 실직, 오래 사귄 연인과의 이별 혹은 배우자와의 이혼, 신원 도용, 뜻하지 않은 경제적 어려움, 새로운 일자리 순이었다. 결혼 계획은 10위를 차지했다.[12] 이는 사람들이 좀처럼 결혼하지 않으려 하는 현상을 입증하는 자료이기도 하다. 대부분의 인자는 시간이 지나도 매우 안정적이었던 반면, 사회적 변화의 영향을 받는 인자들도 있었다. 가까운 사람의 죽음은 처음부터 1위였다. 반면 이혼은 1967년 이후 2위에서 6위로 순위가 내려갔다. 1960년대에는 이혼이 사회적 낙인이었던 데 비해 지금은 이혼이 더 흔해졌을 뿐만 아니라 점점 일반적인 것으로 받아들여지는 추세가 반영된 것이다.

스트레스 인자를 관리하는 것보다 중요한 일

스트레스를 관리하기 위해 스트레스 인자의 비중에 대해 알아보자. 같은 스트레스 인자라고 해도 사람에 따라 다르게 취급된다. 물론 개인의 성격도 스트레스에 큰 영향을 미친다. 이에 대해서는 3장에서 더 상세히 다룰 것이다. 여기서는 먼저 또 다른 인자, 다음 질문에 대한 답을 찾는 것이 중요하다. "내가 스트레스 인자를 통제할 수 있을까?"

쥐 실험은 우리에게 많은 사실을 알려준다. 금속 바닥의 철창 안에 실험용 쥐들을 넣고 전기 충격을 약하게 가했다. 쥐들은 전기 충격을 매우 불편하게 느꼈고 스트레스 반응을 보였다. 첫 번째 그룹의 철창에는 전기 충격이 없는 이웃 철창으로 이동할 수 있는 스위치를 내부에 설치해두었다. 쥐들은 상당히 빨리 이것을 학습해 기회를 이용했다. 그 결과, 첫 번째 그룹의 쥐들에게서 스트레스는 거의 유발되지 않았다. 탈출구가 있었기 때문이다.

반면 스위치가 제공되지 않은 두 번째 그룹은 전기 충격에 훨씬 심한 스트레스 반응을 보였다. 전기 충격을 다시 가하지 않았는데도 불구하고 말이다. 나중에 두 번째 그룹의 쥐들을 스위치가 장착된 철창에 다시 가뒀는데, 스위치를 누르려고 시도조차 하지 않았다. 쥐들은 불안해하며 구석에서 전기 충격을 느끼고 있었다. 이처럼 불행도 습득되는 것이다.[13]

하지만 스트레스를 잊을 수도 있다. 또는 스트레스에 잘 대처하는 법을 배울 수 있다. 드디어 이번 장에서 가장 흥미진진한 부분으로 왔다. 스트레스로 인한 압박감을 줄일 수 있는 가장 타당성 있는 방법은 스트레스를 유발하는 인자와 사건을 최소화하는 것이다. 따라서 개인, 직업, 가정 환경에서 스트레스 유발 인자를 체계적으로 조사해 제거하거나 줄이는 것이 합리적이다.

자세히 살펴보면 벌써 몇 가지가 떠오른다. 앞에서 나는 좀처럼 결혼하지 않으려 하는 현상을 언급했다. 사실 같은 물건이나 같은 사람을 보고 항상 똑같이 흥분된 감정을 가질 필요는 없다. 분쟁을 해결하거나 그냥 내버려둘 수도 있다. 잠자리에 들기 직전 최근 메일에 답을 보내야 할 일은 극히 드물다. 대부분은 다음 날 답변해도 되는 것들이다.

예를 들어 컴퓨터 모니터의 블루라이트를 차단하고 멜라토닌 관리를 하면 숙면을 취할 수 있다. 쉽게 긴장을 완화할 수 있는 것부터 시작하자. 하지만 일반적으로 알려진 스트레스 대처법이 결국 더 큰 스트레스를 유발할 수도 있다. 이를테면 스트레스를 담배, 단 것, 알코올로 해소하려고 하는 경우가 그렇다.

가장 합리적인 대처법은 스트레스를 최소화하는 것이지만, 이 방법이 때로는 불가능하다는 사실을 금방 깨달을 것이다. 개인과 직업의 영역에서 자신의 의지만으로는 해결하기 어려운 압박감이 있기 때문이다. 게다가 불행과 시련은 끊임없이 찾아오기 마련이다. 불행은 예측할 수 없고 미리 손을 쓸 수도 없을 뿐만 아니라 언제든 찾아올 수 있다.

따라서 스트레스를 극복하는 능력을 키우는 것이 스트레스 인자를 줄이는 것보다 훨씬 중요하다. 근본적으로 스트레스를 줄이거나 없앨 방법은 제한적이지만, 스트레스를 관리하는 방법은 체계적인 훈련이 가능하다. 머리를 잘 쓰면 된다.

옛 선조들의 수련법이 유용하다. 약 2,500년 전 아시아에는 불교, 불교보다 오래전부터 존재했던 힌두교와 함께 정신 사조가 있었는데, 명상 및 긴장 완화 기법은 여기에서 통합적으로 나타나는 요소였다. 불교는 특히 선 명상을 꾸준히 발전시켰다. 힌두교에서는 다양한 요가의 전통이 탄생했다. 물론 스트레스를 줄이기 위해 개발된 기법은 아니었다. 당시에는 스트레스라는 개념 자체가 없었다. 주된 목적은 고요 가운데 자아에 침잠함으로써 깨달음을 얻는 것이었다. 나아가 우주와 하나가 되는 순간을 느끼는 이상적인 경지(열반)에 이르고자 했다. 이것은 다른 종교에서도 수용한 개념이다. 기독교의 신비주의, 이슬람교의 수피즘, 유대교의 카발라에도 영적 체험을 가능하게 하는 매우 유사한 기법이 있다. 천주교의 묵주기도도 따지고 보면 일종의 명상이다. 하지만 동양의 종교에서는 인격화한 신의 개념이 약하기 때문에 종교적 확신 없이 이런 전통을 더 쉽게 따른다.

다양한 명상 기법은 영적 깨달음을 얻는 방법일 뿐만 아니라, 우리의 일상적인 건강에도 매우 긍정적인 영향을 끼친다는 사실이 알려졌다. 가장 확실한 효과를 몇 가지 꼽아보겠다.

- 규칙적인 명상은 혈압을 낮추고, 면역 체계를 강화시키며, 수면의 질을 높인다.
- 많은 요가 학교에서 순수 명상과 신체 단련을 함께 가르친다. 대표적으로 하타 요가Hatha Yoga가 그렇다. 요가는 혈액 순환을 촉진시키고, 근육을 강화한다. 근육 늘이기를 이용한 이상적인 근막 훈련이다.
- '조용한 춤'이라는 뜻을 지닌 기공氣功도 마찬가지다. 수백만 명의 중국인이 매일 집이나 공원에 모여 기공 수련을 한다. 도교와 유교의 철학 사조와 수백 년 전통의 신체 수련법을 결합한 기공에서는 다양한 동작이 천천히 흐르듯이 서로 섞인다.

실용적인 성향이 강한 중국인들은 기공이 건강에 끼치는 긍정적인 영향을 일찍이 깨달았다. 기공은 중의학中醫學에서 중요한 요소다. 기氣는 에너지, 호흡, 생기를 의미한다. 공功은 노고, 끈기, 능력 혹은 꾸준한 수련을 의미한다. 두 가지를 결합하는 것은 정신적 가동성과 신체적 유연성을 고령에도 유지할 수 있도록 하는 중국의 방식이다. 절친하게 지내는 한 중국인 동료가 이런 맥락에서 기공을 멋지게 표현했다. "기공을 통해 분주한 사람들은 쉼을, 의욕 없는 사람들은 에너지를 얻는다."

서구권에서도 동양의 명상 기법을 자신들의 필요에 맞춰 활용하기 시작했다. 즉, 긴장 완화 기법은 수용하고 영적인 측면은 받아들이지 않은 것이다.

- 최면을 집중적으로 연구한 독일의 정신과 의사이자 심리 치료사 요하네스 하인리히 슐츠Johannes Heinrich Schultz는 '자율훈련법'이라는 방식을 개발했다. 머릿속으로 편안한 감정을 나타내는 문장을 반복한다. '오른쪽 팔에서 온기가 느껴진다.' '내 다리는 매우 무겁다.' '심장이 차분하게 뛴다.' 이런 문장들을 공식처럼 반복함으로써 우리 몸은 일종의 자기 최면 상태에 이른다. 이 상태에서는 어떤 외적인 행위를 하지 않고 (자율적으로) 원하는 감정으로 조절할 수 있다. 실제로 '나는 평화롭다' 같은 문장을 여러 차례 반복함으로써 깊은 긴장 완화 상태로 유도할 수 있다.

- 같은 시기에 미국의 의사이자 생리학자 에드먼드 제이콥슨Edmund Jacobson은 점진적 근육 이완법을 개발했다. 이 기법은 '제이콥슨 이완법'이라고 불린다. 제이콥슨은 심리적 압박감이 목덜미를 경직시키고, 이를 악물어 턱이 조이는 등 근육을 긴장시킨다는 사실을 정확히 알고 있었다. 그는 완전히 독창적인 방식을 시도했다. '거꾸로 걸어라.' '근육을 풀고 마음의 여유를 가져라.' 이는

쉽게 따라 할 수 있는 훈련이다. 이 방법을 배우면 언제 어디서든 이완 상태에 이를 수 있다. 특히 수면장애에 좋은 훈련법이다.

- 불교 명상과 요가 수련을 혼합한 최고의 수련법은 미국의 분자생물학자 존 카바트진Jon Kabat-Zinn이 개발한 '마음챙김에 근거한 스트레스 완화MBSR, Mindfulness based Stress Reduction'다.[14] 이 명상법의 기본은 생각이나 만트라mantra(기도 또는 명상 때 외우는 주문이나 주술)로 이끄는 방식이 아니다. 이와는 정반대의 상황에 도달하기 위해 노력해야 한다. 눕거나 앉아서 소음이나 향기 같은 외적 인상뿐만 아니라 자신의 호흡과 같은 신체 기능을 비롯해 느낌과 생각을 따라야 한다. 여기에서 중요한 것은 다양한 지각을 평가하지 않고 각성 상태에서 기록하는 것이다(평가하지 않는, 순간의 집중력). 이런 일종의 '보디 스캔과 환경 스캔'을 통해 카바트진이 처음 묘사했는데, 지금은 아주 유명한 문장이 되었다. "지금 이 순간 완전히 긴장을 풀어라." MBSR은 표준화된 수련법으로, 8주 코스는 비교적 어렵지 않게 배울 수 있다.

　다양한 명상 및 수련법을 간략하게 소개했다. 더 자세한 설명은 이 책의 범위를 넘어서는 것이다. 여기서 전하고자 하는 바는 스트레스를 의식적으로 줄일 수 있는 방법이 실로 많다는 것이다. 다양한 형태의 명상 기법은 효과적이면서 부작용이 없는 치료 스펙트럼을 제공한다. 어떤 방식으로 결정할 것인지는 개인의 취향에 달려 있다. 명상과 자아로의 영적 여행이 결합된 방식을 원하는 사람은 원조 동양 명상법을 선택할 것이다. 의식 확장과 종교적 상부

구조가 상관없는 사람은 실용적이면서 서구식으로 변형된 스트레스 감소법을 택할 것이다.

이는 명상뿐만 아니라 동작 중심의 이완 훈련에도 적용된다. 현재 피트니스 스튜디오에서 필라테스 트레이닝을 하는 사람은 유교 윤리보다는 뻣뻣하게 굳은 엉덩이를 이완시키는 데 더 관심이 많을 것이다. 독일의 신체 훈련가 요제프 후베르투스 필라테스Joseph Hubertus Pilates(1883~1967)는 동양의 요가 기법과 중국의 기공에서 영감을 받아 이 방식을 개발했고, 이를 공개적으로 밝혔다.

명상으로 정화되는 두뇌

명상과 뇌의 관계는 "모든 것을 어떻게 과학적으로 입증할 수 있을까?"라는 질문에 대한 답을 줄 것이다. 앞에서 설명한 방법들로 정말 우리의 건강을 증진할 수 있을까, 아니면 우리에게 좋은 감정만 전해주는 것일까? 명상에 안티에이징 효과가 있을까? 명상이 우리 뇌에 변화를 일으킬까?

이 질문들과 관련해 오랫동안 논쟁이 많았다. 명상이 혈압이나 맥박수를 떨어뜨린다는 사실은 간단한 측정만으로도 확인할 수 있다. 그러나 뇌에 어떤 변화가 일어나는지를 확인하는 일은 이보다 어렵다. 실제로 신경생물학 지식 중 많은 부분이 실험용 동물을 대상으로 한 연구에서 발견되었다. 예를 들어, 생쥐Mus와 집쥐Rattus에게 스트레스 상황을 조성해 쳇바퀴를 더 많이 돌리게 만들 수 있다. 또한 쥐들도 나이가 들면 사람처럼 치매에 더 많이 걸린다. 이 모든 사항을 실험실에서 표준화시켜 연구할 수 있으며, 쥐들의 뇌에 어떤 변화가 일어났는지도 확인할 수 있다. 하지만 영적 훈련에 관한 동물 연구에는 한계가 있다. 쥐는 기도하지 않기 때문이다. 이 부분에 대해서는 인간을 대상으로 한 연구에만 의존하고 있지만, 해당 실험을 한 후 현미경 검사에 필요한 뇌의 조직을 채취할 수는 없다.

그런데 지난 수십 년 동안의 기술 발달로 새로운 가능성이 열렸다. 그사이 기능적자기공명영상FMRI, Functional Magnetic Resonance Imaging이나 양전자단층촬영PET, Positron Emission Tomography 같은 영상 기술 덕분에 연구 중에도 실시간으로 인간의 뇌를 들여다볼 수 있게 되었다. 이런 영상 기술은 특히 장기간의 신경 구조 변화를 시각화한다.

현재 명상이 우리 뇌에 끼치는 효과를 연구하는 데 이 기술들이 사용되고 있고, 실제로 장기간 명상해온 수련자들의 회백질 밀도가 점점 증가했다는 사실이 입증되었다. 쉽게 말해 뉴런이 증가했고 기존의 신경세포들 간의 연결이 늘어난 것이다. 이런 변화는 특히 기억력과 비판적 사고에 관여하는 뇌 영역인 해마와 전두엽에서 나타났다.

살아 있는 뇌의 기능을 살펴보는 뇌파검사EEG, Electroencephalography는 오래전부터 사용되어온 기술이다. 심전도검사EKG, Electrocardiography를 할 때 심장에 전류를 흘려보내는 것처럼 뇌파검사에서는 두피를 통해 뇌의 전류가 전달된다. 다양한 EEG 표본, 즉 다양한 주파수를 관찰함으로써 뇌의 상태를 유추할 수 있다.

세타파는 뇌의 이완 상태를 판단하는 기준이다. 명상 중에는 세타파가 확실히 우세하다. 그런데 내적 평안에 도달했을 뿐만 아니라 탈경계 및 초월 체험을 한 명상 수련자들에게서는 갑자기 전혀 다른 EEG 표본이 나타난다. 이 경우에는 소위 감마파가 우세하다. 이 현상은 진짜 합일 체험처럼 특정한 뇌 영역뿐만 아니라 뇌의 전 영역에서 나타난다.[15] 예전에는 신비주의적 망상으로 여겨지던 일을 이제는 과학적 방식으로 입증할 수 있다는 사실이 놀라울 따름이다.

다양한 명상 기법 중 어느 것이 가장 효과적일까? 판단하기 어려운 일이다. 하지만 어떤 기법에 관한 연구가 가장 잘 되어 있는지에 대해서는 확실한 답을 줄 수 있다. 마음챙김 명상MBSR이다. 그 이유는 아주 단순하다. MBSR은 체계가 잘 갖춰진 8주 코스가 있어서 비교적 쉽게 배울 수 있다. 표준화된 프로그램을 운영하기 때문에 연구에 필요한 실험자 수도 많다. 이는 표준화된 비교군에서 벗어나는 일을 좋아하지 않는 학자들이 선호하는 조건이기도 하다. 마음챙김 명상을 통한 스트레스 감소와 관련된 학술 데이터가 설득력을 얻고 있어서 많은 의료인이 일종의 '황금 표본'으로 삼고 환자 치료에 이 방식을 더 많이 포함시키는 추세다.

MBSR은 학자가 개발했고 상세 연구가 진행되었기 때문에 확실히 학계에서 선호하는 경향이 있다. 하지만 이것이 다른 명상 기법으로는 효과를 얻을 수 없다는 뜻은 아니다. 누구나 자신에게 맞는 방식을 찾기 위해 직접 시도해볼 수 있다. 표준화는 학문에 유용하고, 개인화는 실생활에 유용하다. 어떤 명상 기법을 택할 것인지는 결국 여러분의 몫이다. 일상생활 가운데 규칙적인 명상을 하는 것은 합리적인 결정이다. 특히 안티에이징의 측면에서 그렇다.

2

젊음은 오래! 노년은 행복하게!

* 스트레스가 무조건 부정적이지는 않다. 호르메시스 원칙에 따르면 배고픔, 추위, 더위 등의 약한 스트레스 자극은 우리 건강에 오히려 긍정적인 영향을 끼친다.

* 스트레스가 만성화되면 독소로 변한다. 일상 및 직장 생활에서 어떤 스트레스 인자를 피해야 할지 분석해보자.

* 스트레스는 예방보다 관리가 더 중요하다. 이미 발생한 스트레스에 대한 통제력을 유지할 수 있어야 한다. 무기력감은 스트레스로 인해 압박감을 느끼고 있다는 증거지만, 이런 경우는 실제로 흔치 않다.

* 스트레스 관리에 명상, 요가, 기공 등의 옛 수련 기법이 도움이 된다. 긴장을 완화하는 법에 대한 배움이 수련의 메시지다.

* 서구인들이 동양의 명상 기법을 자신들의 필요에 맞춰 개발한 다양한 긴장 완화 기법이 다양하다. 영적 차원이 생략되어 있지만 쉽게 익히고 실생활에 적용할 수 있다는 장점이 있다. 자신에게 어떤 명상 수련법이 가장 잘 맞는지 시간을 내 찾아보기 바란다.

3장

정신에도
면역 체계가 있다면

: 회복탄력성이 있고 없고의 차이

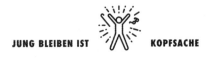
우리의 신체에 고유한 방어 체계가 있다는 사실은 오래전부터 알려져 있었다. 소위 면역 체계는 병을 일으키는 미생물을 인식하고 싸우거나, 몸에서 독소와 이물질을 제거한다. 간단히 말해, 우리의 면역 체계는 건강의 주춧돌이다. 2장에서 살펴보았듯이, 우리는 신체 질환에만 시달리는 것이 아니다. 우리의 정신도 다치고 병들 수 있다. 그렇다면 정신에도 면역 체계가 존재할까?

비교적 최근에 밝혀졌지만 정신에도 면역 체계가 있다. '정신의 면역 체계'를 의미하는 회복탄력성resilience은 생긴 지 얼마 되지 않은 개념이다. 엄밀히 말해 이것은 의학적인 명칭이 아니다. 스트레스와 유사하게 재료과학에서 나온 개념으로 '튕겨오르다', '되튀다'라는 뜻을 지닌 라틴어 동사 '레실리레resilire'에서 유래되었다. 고무 같은 물질에 압력을 가했을 때 형태가 변했다가 물질에 더 이상 압력이 가해지지 않을 때 손상 없이 원래의 형태로 되돌아오는 경우를 가리킨다.

결국 행복해지는 사람

회복탄력성은 정신적 압박감과 심리적 트라우마에도 좌절하지 않고 꿋꿋하게 상처를 받아들일 수 있는 능력이다. 실제로 회복탄력성이 좋은 사람들은 심각한 심리적 압박을 받아도 쉽게 상처받거나 흔들리지 않는다.

이 같은 정신적 저항력이 얼마나 대단한지 보여주는 유명한 사례가 있다. 남아프리카의 인권운동가 넬슨 만델라Nelson Mandela는 정치적 이유로 28년 동안 감옥살이를 했다. 그는 대부분의 시간을 독방에서 감금된 상태로 보냈다. 회복탄력성이 떨어지는 사람들은 완전히 좌절하거나 심각한 정신적 상처에 시달릴 가능성이 높은 상황이었다. 그러나 그는 얼마나 정신력이 강했는지 석방되고 얼마 되지 않아 남아프리카공화국의 대통령으로 선출되었다. 이후에도 그는 과거에 자신을 탄압했던 사람들에게 복수하지 않고 화해의 길을 모색하며 나라를 이끄는 위대한 정신력을 보여주었다.

오스트리아와 독일어권 이웃 국가들은 지금도 나타샤 캄푸슈Natascha Kampusch 사건을 기억한다. 1998년 당시 열 살이었던 그녀는 낯선 남자에게 납치되어 8년 이상 지하 감옥에 갇힌 채 성폭행을 당했다. 2006년 그녀는 혼자 힘으로 탈출에 성공했다. 그리고 TV쇼에 출연해 3천 일 넘게 이어진 자신의 고난에 대해 이야기했다. 처음에는 그녀의 여유만만하고 태연한 행동에 많은 시청자가 그 이야기의 진실성을 의심했다. 하지만 사건과 관련된 세세한 부분들까지 모두 사실임이 곧 밝혀졌다. 어떻게 어린 소녀가 사이코패스에게 잡혀 8년 동안 세상과 차단되어 있었는데 심리적으로 무너지지 않을 수 있었을까? 지금도 심리학자들은 이에 놀라움을 금치 못한다.

회복탄력성을 설명하기 위해 꼭 극단적인 상황을 예로 들 필요는 없다. 주변을 살펴보면 가족의 죽음, 암 투병, 직장에서의 해고 등 인생의 역경 가운데서도 여유를 잃지 않는 사람이 있는가 하면, 작은 심리적 압박감에도 허둥대며 오랜 세월 절망에 빠져 있는 사람도 있다.

타고나지 않았다면 습득하라

회복탄력성이 있는 사람들은 어떤 부분에서 뛰어날까? 무엇 때문에 이들은 흔히 사람들의 부러움을 사는 '칠전팔기의 인물'이 될 수 있었을까? 단지 타고난 성격상의 특징일까? 아니면 회복탄력성도 후천적으로 습득할 수 있는 걸까? 특수한 학문 분야인 회복탄력성 연구는 이 질문들을 이미 수십 년 전부터 다뤄왔다. 그리고 이런 상관관계를 찾는 연구는 1950년대에 작고 외진 지역이었던 하와이에서 처음 시작되었다.

아름다운 경치와 해변에서 춤을 추며 사는 유쾌한 사람들. 유럽인 대부분이 갖고 있는 하와이에 대한 이미지다. 그러나 이제는 진부한 이미지로, 특히 1950년대의 하와이와는 전혀 맞지 않는다. 당시 하와이군도는 미국의 연방주에 속해 있지 않았고(1959년에 미국의 연방주로 편입되었다), 관광산업을 위한 남태평양 환초도 아직 발견되지 않은 상태였다. 현재 많은 '제3세계' 국가에서 나타나는 가난, 저개발, 절망, 알코올과 마약 남용이 하와이를 지배했다. 사실상 겉으로 보기에만 낙원인 곳이었다.

이런 주변 환경에서 미국의 발달심리학자 에미 워너Emmy Werner가 획기적인 연구를 시작했다. 그녀는 캘리포니아대학교의 의뢰로 자신의 연구팀을 이끌고 프로젝트에 착수했는데, 이 프로젝트는 지금까지 이어지고 있다. 카우아이섬에서 1955년 출생자들을 조사한 다음, 태어나서 죽을 때까지의 성장 과정을 전부 추적했다. 698명의 소년과 소녀 중 201명은 특히 문제가 많은 환경에서 성장했다. 파괴된 가정에서 태어나 어릴 때부터 폭력에 노출되었고 마약과 범죄가 일상인 환경에서 자랐다. 그녀는 문제가 많은 가정에서 자란 아이들에게 관심이 많았다.

이들 중 3분의 2는 사람들의 부정적인 예측대로 학교에서 학습과 품행 상의 문제를 일으켰다. 성인이 되어서도 이른 나이에 마약을 경험했고, 법정 분쟁을 겪었으며, 정신 질환을 앓았다. 파괴된 환경에서 자라면 모범적으로 살기 어렵기 때문이다.

그런데 남은 3분의 1은 부정적인 예측을 뒤집었다. 이들은 우수한 성적으로 학교를 졸업했고, 안정적인 관계를 맺었으며, 직업에서도 성공했다. 1995년 이 그룹을 정기적으로 관찰했다. 그사이 40대가 된 이들 가운데 범죄 경력 및 실직 경험, 국가 보조금 수혜자는 단 한 명도 없었다.[1]

최악의 조건에서도 성공적인 삶이 가능했던 이유가 있었다. 3분의 1과 3분의 2의 차이점은 무엇이었을까? 달리 표현해, 3분의 1의 무엇이 회복탄력성의 요인이 되었을까? 이 질문들이 에미 워너의 학술 연구의 중심 주제가 되었다.

다양한 답이 제시되었으나 가장 결정적인 요인은, 유대감이었다. 이 아이들이 카우아이섬의 파괴된 가정에서 자랐을지라도 기댈 수 있는 관련 인물이 있었기 때문에 강한 회복탄력성을 갖출 수 있었던 것이다. 이들은 관련 인물들과 신뢰를 쌓았고 덕분에 장기적인 목표를 세울 수 있었다. 더 넓은 범위의 가족 구성원, 이를테면 인자한 할머니나 할아버지 등이 관련 인물이 될 수 있다. 이해심 많은 교사, 교회 공동체의 목회자가 이 역할을 할 수도 있다. 여기에서 가장 중요한 사실은, 이 아이들의 인생에 자신이 신뢰할 수 있는 사람들이 함께했다는 것이다. 관련 인물들은 아이들을 애정으로 대하고 위기를 겪을 때 도움을 주었다. 이렇게 끈끈하고 오래가는 관계, 유대감은 회복탄력성에서 가장 중요한 보호 인자다.

회복탄력성 초창기 연구에서 밝혀진 이 사실은 이후 연구를 통해 타당성이 입증되었다. 당연히 이외의 요인들도 있었다. 그 요인들을 다루기 전에 먼저 다음 질문들을 살펴보자. 정신의 저항력을 갖는 데 중요한 환경이 실제로 존재할까? 회복탄력성은 타고난 성격상의 특징일까, 유전자의 산물일까?

환경을 탓할 것인가, 유전자를 탓할 것인가

1996년 뷔르츠부르크 대학병원의 연구팀이 '분자정신학 연구의 핵심 주제' 연구 결과에서 특정한 유전자들을 언급했다. 클라우스 페터 레슈Klaus Peter Lesch 연구팀은 세로토닌 운반체의 설계 지침을 포함한 유전자에 두 가지 변형이 있다고 발표했다. '행복 호르몬'으로 잘 알려진 세로토닌은 뇌에서 신경전달물질로 분비될 때 내적으로 평안한 감정을 전달하는 동시에 불안을 낮추고 공격성을 억제한다. 반대로 세로토닌의 결핍은 우울증을 유발한다.

뷔르츠부르크 연구팀이 확인한 5-HTT 유전자는 세로토닌의 신진대사에 영향을 끼친다. 이 유전자는 두 가지 버전으로 존재하는데 각기 다르게 행동한다. 짧은 버전의 5-HTT 유전자는 심리적 불안감을 더 많이 유발하고, 이 유전자를 보유한 사람은 우울증에 걸리기 쉽다. 반면 긴 버전의 5-HTT 유전자는 정신적 안정성

을 높여준다.[2]

이 연구 결과는 좁은 학계의 범위를 넘어서 엄청난 주목을 받았다. 최초의 '회복탄력성 유전자'가 발견된 순간이었다. 이후 심한 심리적 압박감을 받는 사람들을 대상으로 정신 건강에 관한 설문지뿐만 아니라 유전자 검사를 실시하는 등 줄줄이 연구가 이어졌다. 그중 하나가 2004년 미국을 강타했던 허리케인 시즌의 피해자를 다룬 연구였다. 여기서도 5-HTT 변형 유전자 보유자는 외상후스트레스장애에 더 많이 시달렸다.[3]

'행복 유전자'와 '우울 유전자'의 분류는 '좋은' 유전자와 '나쁜' 유전자를 구분하듯 단순화해서는 안 된다. 그렇다면 자연이 '나쁜' 유전자를 왜 만들었는지 질문해야 할 것이다. 실제로 좋지 않은 유전자였다면 벌써 유전자풀에서 제거되었어야 마땅하다.

5-HTT 변형 유전자들의 영향은 환경에 의해 좌우된다는 사실도 입증되었다. 짧은 변형 유전자 보유자들은 더 예민하고 위기 상황에서 더 많이 상처를 받는다. 하지만 예민함 그 자체가 나쁜 것은 아니다. 감정이 무딘 사람보다 예민한 사람이 감수성도 뛰어나고 창의적이며, 특히 음악과 예술 분야에서 두각을 나타내는 경우가 많다.

스웨덴의 연구자 토마스 보이스Thomas Boyce는 환경이 유전자 구성에 끼치는 영향을 '난초 유형 아동'과 '민들레 유형 아동'이라는 예쁜 개념으로 표현했다. 민들레 유형 아동은 강한 정신적 기질을 갖고 있어서 인생이라는 거친 자갈밭에서도 잘 자란다. 반면 난초 유형 아동은 잘 돌봐주지 않으면 금세 시들어버린다. 정성스럽게 보호를 받고 최적의 환경이 갖춰졌을 때만 이 아이들은 아름다운 꽃을 피울 수 있다.[4]

따라서 정신의 면역력을 키우고 회복탄력성을 강화하고자 할 때 유의해야 할 사항이 있다. 바로 감정을 무디게 만드는 게 목표가 아니라는 것이다. 우리는 세상의 아픔에 눈물 한 방울 흘리지 않는 테플론Teflon(열에 강한 합성수지) 같은 성격을 원하지 않는다. 공감은 인간을 인간답게 만드는 중요한 본질적 특성이다. 시련에도 끄떡하지 않는 것이 중요한 게 아니다. 절망하지 않는 것이 중요한 게 아니다. 시인 페터 륌코르프Peter Rühmkorf는 이렇게 표현했다. "흔들림을 받아들이고 버텨라."

유머 감각은 여러 면에서 이롭다

에미 워너의 하와이 아동에 관한 첫 연구에서 정신적 고통과 심적 부담감을 극복하는 방어 요인으로 유대감과 사회관계망이 발견되었다. 그사이 회복탄력성에 영향을 끼치는 다른 요인들에 대한 연구도 진행되었다. 그중 하나가 자기효능감 self efficacy이었다.

자기효능감은 자신과 자신의 행동이 세상에 영향을 끼칠 수 있다는 확신을 말한다. 자기효능감을 많이 경험한 사람들은 위기 상황에도 탓할 대상을 찾지 않는다. 이들은 충격으로 실신하거나 피해자 역할을 자처하지 않고 탈출구와 해결책을 찾는다. 자신에게 극복할 능력이 있다는 확신을 갖고 행동한다. 이들의 모토는 "그렇습니다, 우리는 할 수 있습니다 Yes, we can!"이다. 이는 버락 오바마 전 미국 대통령이 첫 선거전에서 외쳤던 말이다.

이런 관점이 또 다른 성격상의 특징인 낙관주의와 결합하는 것은 당연하다. 모든 일이 잘되리라는 믿음이 문제 해결에 도움을 주는 것이다. 물론 항상 생각대로 잘되지는 않지만 긍정적인 태도가 영향을 끼친다는 사실은 입증되었다. 긍정은 심리학자들이 말하는 '과장'보다 더 유용하다. 모든 것이 언제든 잘못될 수 있다는 망상은 문제 해결에 도움이 되지 않는다.

해결 방향을 설정하는 측면에서 지적 능력은 고유한 회복탄력성을 강화하는 데 도움이 된다. 지적 능력이 있으면 경직된 사고와 행동 기준에서 벗어나 전혀 다른 해결 가능성을 검토할 수 있다.

또 다른 요인은 외향성이다. 외향성은 다른 사람에게 다가가고 사회적 유대감을 맺는 특성을 말한다. 사람이 머리를 맞대면 문제가 쉽게 풀리는 경우가 많다. 앞서 살펴보았듯이, 사회적 유대감은 회복탄력성에서 가장 중요한 요인이다.

유머의 영향력도 상당히 크다. 오래전부터 유머는 정신의 면역 체계의 일부임이 입증되었다. 물론 모든 상황에서 웃을 수는 없다. 하지만 긴장된 상황이나 자신의 실패에 유머로 대응할 수 있는 능력이 있는 사람은 정신적으로 여유롭고 주변 사람들에게도 긍정적인 영향을 끼친다.

이를 입증할 훌륭한 사례가 있다. 고전 영화의 걸작으로 손꼽히는 〈희랍인 조르바〉의 이야기다. 그리스 노인 조르바는 영국인 작가 버질이 상속받은 크레타의 폐광을 다시 가동할 수 있도록 돕기로 한다. 조르바의 제안으로 목재 수송을 위해 많은 돈과 시간을 들여 케이블을 설치하는데, 개통식을 앞두고 통나무가 케이블을 타고 내려오다가 버팀목과 충돌해 케이블이 허망하게 무너진다. 채굴 계획이 완전히 무산되는 최악의 사태가 벌어진 것이다.

충격으로 잠시 흐르던 침묵을 깨고 조르바가 완전히 풀이 죽은 버질에게 말을 건넨다. "보스, 이렇게 멋지게 무너지는 걸 본 적이 있소?" 영화는 웃음, 시르타키(그리스 민속춤), 그리스 와인, 미키스 테오도라키스(그리스의 대중음악가이자 정치인)의 신나는 음악에 맞춘 해변의 춤으로 끝을 맺는다. 회복탄력성이 약한 사람들이었다면 케이블 붕괴 사고에 다른 반응을 보였을 것이다. 또 이렇게 멋진 영화도 탄생할 수 없었을 것이다.

지금까지 언급한 회복탄력성 요인들에 궁금증이 생길 것이다. 회복탄력성은 성격상의 특징이 아닐까? 성격은 타고나지 않고 어릴 때 형성되고 나이가 들수록 변하기 어려운 것 아닐까? 오랫동안 이런 관점이 우세했고, 학계에서도 마찬가지였다. 물론 몇 가지는 변했다. 하지만 학문은 명확한 정의를 통해 존재한다. '성격'처럼 묘사적이고 관점이 다양한 개념을 명확히 정의하기란 쉬운 일이 아니다.

노년의 축복, 낙관주의

인간을 성격상의 특징에 따라 분류하려는 시도는 이미 있어왔다. 그중에 고대 사체액설에 따른 분류가 가장 유명하다. 고대 그리스 의학에서는 인간을 대략 혈액, 점액, 황담즙, 흑담즙의 네 가지 체액으로 나누어 표현했다.

사체액설에 따르면, 병은 주로 체액들의 불균형에 의해 생기고 함량이 우세한 체액에 따라 성격이 결정된다. 다혈질인 사람들은 황담즙이, 우울증인 사람들은 흑담즙이 많다. 무기력한 사람들은 점액질 비중이 높고, 쾌활하고 낙천적인 사람들은 혈액이 체액의 주를 이룬다.

근대 초기까지 사체액설은 의학에 영향을 끼쳤다. 사체액설에서 유래한 심리 프로파일은 지금도 일반인의 의식에 남아 있다. 그러나 현대의 성격 연구에서는 더 이상 차지할 비중조차 없는, 대중

과학적 분류 이전의 이야기다. 이 연구는 성격 모델로 발전했지만, 전문가들 사이에서는 여전히 논란이 많다.

성격 모델은 1980년대 중반에 성격을 측정 가능한 다섯 가지 요인인 개방성, 성실성, 외향성, 친화성, 신경증으로 분류한 데서 유래한다.[5] 영어권에서는 개방성openness, 성실성conscientiousness, 외향성extraversion, 친화성agreeableness, 신경증neuroticism의 머리글자를 따서 OCEAN으로 불린다.[6] 특정한 유형을 표현하는 데 치중했던 종전의 성격 모델과 달리 OCEAN, 즉 '빅5' 모델에서는 모든 사람이 다섯 가지 고유한 특질을 지닌다는 관점에서 출발하고, 다양한 특질로 표현될 뿐이라고 주장한다. 이런 특질이 얼마나 강하고 약한지는 개인의 성격 프로파일에 반영된다. 빅5 모델을 좀 더 자세히 살펴보자.

- (경험에 대한) 개방성: 호기심이 많고 지식욕이 강하며 상상력이 풍부하다. 기존의 것에 궁금증을 갖고 새로운 것을 시도하길 좋아해 사람들에게 불쾌감을 유발하기도 하지만, 형식에 얽매이지 않는 동시대인이 되기를 즐긴다.

- 성실성: 매우 조직적이고 세심하며 행동 하나하나가 신뢰감을 준다. 자기 관리를 잘하고 목적 지향적인 탓에 성공할 가능성이 크다. 자기 관리를 통해 회복탄력성을 강화시킬 수 있다.

- 외향성: 사교적이고 활동적이며 말하기를 좋아한다. 자신감이 넘치고 사람들과의 교제를 즐기며 인맥 쌓기에 능숙하다. 회복탄력성 인자가 높게 나타난다.

- 친화성: 일종의 잠재적 이타주의다. 이해심이 많고 공감 능력이 뛰어나며 타협

에 능하다. 조화에 대한 강한 욕구 때문에 갈등에서 벗어나려 하고 논쟁보다는 양보를 택한다.

- 신경증: 감정적으로 안정적인 사람들보다 정신적 균형이 빨리 깨진다. 부정적인 감정 상태에서 초조, 불안, 슬픔에 대한 반응을 자주 보인다.

성격 연구의 보편적인 표준 모델은 학술 연구에 유용하다. 특히 연령에 따른 성격 변화에 관한 분석도 가능하다. 아동 및 청소년기에는 빅5의 각 요인에 변화가 크게 일어난다는 사실이 입증되었다. 반면 30세부터는 수치가 일정하게 유지된다. 나이가 들면 성장이 두드러지게 나타나지 않는다는 증거로 여겨진다.

여기에 노인들은 고려되지 않았다. 30세부터 성격에 거의 변화가 없다는 결론이 난 후로 60 플러스 세대(인구에서 점점 큰 비중을 차지하는 노인 세대)는 대부분의 연구에 반영되지 않았다.

최근 연구에서는 연령 그룹을 정확하게 나누어 조사했다. 그 결과, 30세 이후에 성격은 상당히 안정적으로 유지되다가 60세 생일 이후로 다시 변화를 보였다. 이 변화를 단점으로 여길 필요는 전혀 없다. 다섯 가지 요인 중 성실성과 친화성이 특히 강화되었기 때문이다.[7]

노년에는 경험이 쌓이고 사회적 환경이 변하면서 낙관적인 관점이 생긴다. 인간은 평생 배우는 존재로서 성격 또한 평생 발달시킬 수 있다. 회복탄력성도 마찬가지다.[8]

이제 고상한 학문을 실용적으로 일상에 적용해보자. 성격은 변하고 회복탄력성도 외부의 영향을 받는다면 둘 다 훈련 가능하다는 뜻이다. 어떻게 훈련할 수 있을까?

인생은 끊임없는 변화 가운데 있고 위기도 인생의 일부다. 이 사실을 인정하는 것이 회복탄력성을 갖추는 데 중요한 요소다. 이 맥락에서도 마음챙김 수련의 효과가 입증되었다. 인생의 변화무쌍함을 의연하게 받아들이는 마음가짐을 갖춘 사람은 위기가 닥쳐도 부정적인 생각과 감정에 사로잡혀 절망의 나락으로 빠져들지 않는다. 규칙적인 명상은 일정한 거리를 두고 자신의 인생을 성찰하고, 불행을 부정적인 시각으로만 받아들이지 않는 데 도움이 된다.

회복탄력성이 약한 사람들은 종종 자기비하에 빠진다. 하지만 누구나 성공한 경험을 기록으로 남길 수 있다. 이 방법은 정말 실용적이다. 자신이 하루에 성공적으로 해낸 일을 매일 기록으로 남기는 사람은 자신의 장점과 능력을 잘 안다. 기록은 위기의 순간에 어떤 문제를 어떻게 해결했고 어떻게 성공했는지 상기시켜준다. '그렇습니다, 우리는 할 수 있습니다!'라고 스스로 북돋우는 셈이다.

해결 방향 설정은 회복탄력성과 관련된 핵심 개념 중 하나다. 해결 방법이 항상 한 가지만 있는 것은 아니기 때문에 해결 방법을 찾는 데 집착하는 것은 비생산적인 일이다. 따라서 위기의 순간에 여러 가지 해결 전략을 고민해보는 것이 바람직하다. 이를 기록으로 남겨두면 좋은 방법을 찾는 데 유용하다. 방법을 찾았다면 꾸준히 실천해야 한다. 꼭 기억해야 할 사항은, 혼자 모든 것을 극복할 수 없다는 사실이다. 친구나 배우자에게 도움을 청하는 것도 합리적인 방법이다. 심각한 정신적 갈등을 겪고 있다면 의학이나 심리 치료가 확실히 도움이 된다.

회복탄력성은 훈련할 수 있다. 나이 들어서도 가능한 일이다. 불행에 대처하려면 머리를 써야 한다. 불행과 정반대의 상황은 어떤 모습일까? 행복은 그저 행운의 결과일까? 이제는 알 것이다. 우리의 머릿속에 행복이 있다는 사실을. 고로 머리를 잘 쓰면 된다.

3

젊음은 오래! 노년은 행복하게!

* 불행과 시련은 언제든 닥칠 수 있다. 스트레스와 마찬가지로 불행과 시련을 완벽하게 피할 수는 없지만 대처하는 법은 배울 수 있다.

* 회복탄력성은 타고난 능력도 성격상의 특성도 아니기 때문에 충분히 훈련이 가능하다.

* 가족이든 친구든 심적 부담이 되는 사회적 관계는 회복탄력성을 키우는 밑거름이다. 혼자 지내는 시간보다 사람들과 함께 보내는 시간이 많을수록 회복탄력성이 강해진다.

* 자기효능감은 회복탄력성 측면에서 중요한 개념이다. '나는 할 수 있다'라는 확신은 모든 문제를 해결하는 실마리다. 반면 희생자 역할을 자처하면 문제는 해결하기 어려워진다.

* 극복했지만 문제를 일으켰던 상황을 내면화하라. 최고의 운동선수는 정신력 훈련에 앞서 승리했던 경기를 되짚어본다. 아직 성취하지 못한 목표들 역시 끊임없이 시각화하라. 정신력 훈련은 기록 스포츠뿐만 아니라 회복탄력성을 기르는 데도 통하는 전략이다.

4장

행복한 노인은
늙지 않는다

: 삶의 기쁨을 극대화하는 법

**JUNG BLEIBEN IST
KOPFSACHE**

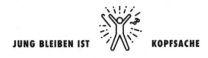

JUNG BLEIBEN IST   KOPFSACHE

불행을 극복하는 능력을 다루는 데 하나의 장을 할애했다. 먼 저 행복과 관련해 몇 가지 질문을 살펴보자. 인간은 어떻게 하 면 행복해질 수 있을까? 머리를 쓰면 행복해지는 데 도움이 될 까? 과학적 근거가 있을까?

우리는 의학이 병의 치료만을 위해 존재하지 않는다는 사실 에 익숙해진 지 오래다. 이제 의학은 예방에 신경 쓰고, 아름다 움을 치료의 목표로 삼고, 노인을 대상으로 한다. 행복은 의학 의 영역에 속할까? 우리에게 행복 의학이 필요할까?

안티에이징의 관점에서 보면 답은 '그렇다'이다. 이유는 단 순하다. 수많은 연구를 통해 행복한 사람들이 더 잘 살 뿐만 아 니라 더 오래 더 건강하게 산다는 사실이 입증되었다.[1]

건강한 노년을 위해 균형 잡힌 식사, 충분한 운동, 더 효과적 인 긴장 완화만 중요한 것이 아니다. 행복은 인간에게 무엇보 다 중요하다.

세로토닌이라는 행복의 특효약

인간에게 행복이 무엇인지 살펴보기 전에 연구 대상을 좀 더 정확하게 관찰할 필요가 있다. 과연 행복이란 무엇일까?

행복을 명확히 정의하는 일은 어려울 수밖에 없다. 특히 독일어에서는 더 그렇다. 독일어에서 '행복'은 아주 애매모호하게 사용된다. 뜻밖에 일어난 긍정적인 사건을 지칭하기도 하고, 고전에서는 로토 당첨의 의미로 사용되기도 했다. 또 깊고 폭넓은 만족의 상태라는 뜻도 있다. 영어에서는 '행운luck'과 '행복happiness'을 훨씬 정확하게 구분한다. 스페인어에서도 '행운을 빌어buena suerte'와 '행복felicidad'에는 큰 차이가 있다. 이 점에서는 다른 언어가 독일어보다 훨씬 앞서 있다. 인도의 고대 언어인 산스크리트어에는 행복의 각기 다른 상태를 나타내는 12개의 단어가 존재한다. 행복을 느끼는 일과 관련해 독일은 다른 나라에서 배울 점이 많다.

다시 의학의 관점에서 살펴보면, 지난 수십 년간 학자들은 우리의 머릿속에서 행복이라는 감정이 어떻게 발생하는지와 관련해 몇 가지 사실을 발견했다. 여기에서도 호르몬이 중요한 역할을 한다. 특히 욕망의 분자, 도파민이 중요한 위치를 차지한다. 도파민은 두 가지 기능을 하는데, 쉽게 말해 호르몬인 동시에 신경전달물질이다.

도파민은 기대감과 보상을 담당한다. 이 두 가지는 서로 밀접하게 연결되어 있다. 우리가 좋은 일을 체험하면 그다음에 일어날 일에 대한 기대감이 더 커진다. 이와 관련해 우리 뇌는 학습 능력이 매우 뛰어나, 긍정적인 체험은 즉시 저장하고 이 체험을 반복하는 일에 최우선 순위를 둔다.

인간이 느끼는 즐거움에는 깊은 차원이 존재한다. 우리는 행복한 일 자체만 즐거워하지 않는다. 행복한 일에 대한 기대감이 우리를 환희의 감정으로 이끈다. "기대감이 가장 큰 기쁨이다Vorfreude ist die schönste Freude"라는 말이 있다. 현대 신경과학은 이 표현이 사실임을 입증했고, 이에 해당하는 분자도 찾아냈다. 바로 도파민이다.

기대감에서 성취까지의 여정은 간단하지 않다. 따라서 도파민은 내적 자극 호르몬이기도 하다. 내적 자극은 흔히 자신이 추구하는 목표에 도달하는 데 필요한 동기, 끈기, 창의력을 제공한다. 영어에 "뇌는 재미를 통해 작동한다The brain runs on fun"라는 표현이 있는데, 이때 뇌를 작동시키는 연료가 도파민이다.

재미 자체만 추구할 때는 엔도르핀 같은 호르몬이 분비된다. 이 호르몬들은 아편opium과 화학구조가 비슷하다고 해서 오피오이드opioid라고도 불린다. 우리 몸에서 마약을 생산한다는 말일까? 그렇다, 제대로 이해했다.

체내에서 생산되는 오피오이드의 반감기는 도파민에 비해 훨씬 짧다. 우리는 일상의 체험을 통해 이미 이 사실을 알고 있다. 미식이든 성애에 대한 본성이든 상관없이 우리는 몇 주 동안 특정한 일에서 얻은 기쁨의 감정을 유지할 수 있다. 하지만 시간이 오래 지나면 그때의 감정은 사라지고 만다. 아무래도 상관없다. 좋았다면 같은 일이 반복될 때 기쁨을 맛보리라는 기대감으로 도파민 분비량이 다시 증가하기 때문이다.

행복이라는 감정의 화학은 상당히 표준화된 방식의 호르몬에 의해 움직인다. 행복을 느끼는 사건이 맛있는 음식이든, 흥분을 끌어올리는 성행위이든, 고급 오페라 공연이든 간에 생화학적 반응은 항상 동일한 방식으로 조절된다.[2] 그런데 섹스를 할 때는 다른 호르몬이 추가로 분비된다. 옥시토신이 바로 그것이다(1장 참조).

세로토닌에 대해 다시 언급하고자 한다. 도파민과 마찬가지로 호르몬이자 신경전달물질인 세로토닌 역시 다양한 방식으로 작용하는데, 세로토닌의 농도가 가장 높은 곳은 뇌가 아니라 장이다. 다음 장에서 살펴보겠지만 인간의 장은 '제2의 뇌'로 여겨진다.

뇌에서 세로토닌은 분위기를 띄우는 역할을 한다. 이 과제를 수행하기 위한 두 가지 경로가 있다. 하나의 경로에서는 특수한 수용체들을 연결하는데, 세로토닌은 신호 매개자로 일한다. 이때 두 개의 신경세포 사이를 연결하는 곳, 시냅스 틈synaptic cleft(화학 시냅스를 구성하는 시냅스 전과 시냅스 후 구조 사이의 물리적으로 떨어진 공간)에서 세로토닌은 분자로서 한 세포에서 다른 세포로 소식을 전달한다. 이것이 또 다른 신경전달물질로서 세로토닌이 훨씬 광범위한 작용을 할 수 있도록 돕는다. 이때의 신경전달물질은 주로 특정한 상황에서만 분비되고 특수한 뇌 영역에서만 작용한다.

세로토닌 결핍은 기분에 부정적인 영향을 끼친다. 따라서 기분 상태를 합리적으로 개선하려면 세로토닌부터 확인해야 한다. '선택적 세로토닌 재흡수 억제제SSRI, Selective Serotonin Reuptake Inhibitor'로 알려진 약물이 시냅스 틈에서 세로토닌 농도를 증가시킨다. SSRI는 전 세계에서 가장 많이 판매되는 항우울제다. 이 유형의 초창기 제제들은 출시되자마자 초대박 히트 상품이 되었다.

수백만 명의 우울증 환자에게만 혁신적인 치료의 길을 열어주면 좋았을 텐데, 안타깝게도 정신적으로 건강한 미국인들이 더 좋은 기분을 느끼려고 이 신약을 대량으로 복용했다. 더 좋은 기분을 맛본 사람들은 약에 더 많이 의존했고, 약에 대한 의존도가 높아질수록 약을 더 많이 구매했다. 1990년대에 항우울제는 여피들의 마약이었다. 다행히 지금은 옛날 이야기가 되었다.

SSRI에는 우울증 환자들의 기분을 개선시키는 효과가 있다. 하지만 모든 환자에게 효과가 나타나는 것은 아니다. 건강한 사람에게는 전혀 효과가 없다. 우울증에 시달리지 않는 사람은 SSRI를 복용해도 더 행복한 감정을 느낄 수 없다.[3] 행복은 약국의 처방전에 있지 않다. 정신안정제Happy Pill에 대한 꿈이 환상임이 드러난 것이다.

우리는 타고난 쾌락주의자

행복은 자연이 인간을 위해 마련해놓은 계획이다. 우리는 우리의 삶과 종을 유지할 때 그 보상으로 행복을 경험한다. 자연이 음식과 먹는 행위를 통해 수많은 행복감을 느끼도록 계획하지 않았다면, 음식 섭취는 인간의 삶에서 큰 의미가 없을 테고, 많은 사람이 최고의 음식을 만드는 데 동기를 부여하지 못했을 것이다. 19세기 독일의 소설가 테오도어 폰타네Theodor Fontane는 신경전달물질에 대해 알지 못했지만 신경전달물질의 특성을 한 문장으로 탁월하게 표현했다. "인간의 행복과 칠면조구이가 얼마나 밀접한 관계에 있는지 놀라울 따름이다."

자연이 성性을 보상 등급에서 맨 위에 두지 않았더라면 우리는 성생활과 이를 즐길 수 있는 한 명의 배우자를 찾겠다는 갈망에 그렇게 큰 노력과 에너지를 쏟지 않았을 것이다. 금욕주의자들의 마음에 들든 아니든 간에 우리 모두는 쾌락을 위해 태어났다. 자신의 열망을 이겨내야 한다고 생각하는 사람은 먼저 자신과의 싸움을 해야 한다.

열망이 고통을 낳는다는 사실을 숨길 수는 없다. 행복의 유효 기간은 짧기 때문이다. 도파민은 우리가 행복을 찾기 위해 노력하도록 동기를 부여하는 역할을 한다. 하지만 우리의 소망을 충족시키는 과정에서 풍부하게 분비되는 엔도르핀은 금세 줄어든다. 이렇게 욕망과 충족의 순환은 처음부터 다시 시작된다. 한 번 흥미를 얻은 대상에 대해서는 점점 더 많은 것, 다른 것을 추구하기 때문이다.

이는 성생활에 두드러지게 나타난다. 이 사실을 윤리신학자들은 수백 년 전부터 우려했고, 전 세계의 많은 부부가 매일 곤경에 빠졌다. 행동 연구에서는 이런 상황을 표현하는 '쿨리지 효과Coolidge effect'라는 개념까지 생겨났다.

캘빈 쿨리지Calvin Coolidge는 전 미국 대통령(1923~1929)으로, 정치인으로서 특별히 기억에 남는 인물은 아니다. 그가 아내와 함께 국영 닭 사육장에 방문했을 때, 두 사람은 사육장 안에서 서로 다른 길을 안내받았다. 영부인은 자신감 넘치는 수탉들이 암탉들과 얼마나 격정적으로 교미하는지 관찰했고, 안내인에게 닭 한 마리가 얼마나 자주 교미를 하는지 물었다. 안내인은 "닭들은 하루에도 수십 번 교미를 합니다"라고 답했고, 이에 영부인은 "대통령에게 이 사실을 전해주시면 좋겠군요"라는 인상적인 말을 남겼다. 실제로 이 대화 내용은 쿨리지 대통령에게 전달되었다. 그런데 그는 오히려 무덤덤한 반응을 보이며 "같은 닭과 계속 교미를 한다는 말입니까?"라고 질문했다. 이에 안내인은 "매번 다른 닭과 교미를 합니다"라고 답했다. 그러자 대통령은 냉담하게 "쿨리지 여사에게 이 말을 전해주시지요"라고 말했다고 한다.

계속 같은 파트너와 지내다 보면 더 이상 흥미를 느끼지 못하게 되는 것을 이르는 '쿨리지 효과'는 다른 종의 동물들에게도 널리 퍼져 있다. 같은 새장에 갇혀 있는 한 쌍의 쥐는 서로에 대한 흥미를 금방 잃는다. 하지만 새장 사이로 다른 성별의 쥐가 보이면 금세 흥미를 되찾는다.[4]

파트너에게 배신당한 많은 사람이 항상 똑같은 질문을 한다. "나에게 무엇이 부족했을까?" 쿨리지 효과에서 이 질문에 대한 답을 찾을 수 있을까? 답은 생각보다 단순하다. 부족한 것은 전혀 없다. 새로운 파트너는 그냥 다를 뿐이다.

성생활은 까다로운 주제인 만큼 여기에서 마무리하고 다시 행복으로 돌아가자. 우리에게는 이미 명확한 메시지가 있다. 이 책의 주제이기도 한 그것은, 행복은 머리에서 시작된다는 것! 쾌락의 종류는 다양할 수 있다. 호르몬 반응과 분자의 신경 경로는 대부분 동일하다. 이를 통해 흥미롭고도 위협적인 통찰을 한 가지 얻는다면, 원칙적으로 행복감은 행복을 유발하는 원인과 완전히 분리될 수 있다는 점이다. 정신안정제 한 알을 복용한다고 더 행복해지는 것은 아니다. 그러나 행복감과 관련 있는 뇌 부위에 전극을 부착하면 더 행복해지는 일은 가능할지도 모르겠다.

쾌락에 정복당하지 않도록

1954년 미국의 신경학자 제임스 올즈James Olds의 실험은 세간의 이목을 집중시켰다. 그는 쥐들의 시상하부, 즉 도파민 분비로 욕망을 일으키는 뇌 영역에 전극을 심은 뒤 스위치를 누르면 전극이 활성화되게 했다. 그리고 철창 안의 쥐들은 스위치를 직접 작동할 수 있었다.

실험 결과는 충격적이었다. 쥐들은 스위치의 기능을 파악하자마자 스위치를 놓지 않았다. 쥐들은 도파민을 받으려고 스위치를 미친 듯이 눌렀다. 시간이 조금 지나자 쥐들은 더 이상 아무것도 하지 않았다. 교미도 하지 않았고, 먹고 마시지도 않은 채 스위치만 계속 눌렀다.[5] 올즈는 전극을 제거해 불행에 빠진 쥐들을 풀어주었다.

물론 인간을 대상으로 한 위와 같은 실험은 금지되어 있다. 그런데 라스베이거스에 가면 언젠가 코인이 쏟아지길 기대하며 밤낮으로 도박 기계 앞에 앉아서 손잡이를 잡아당기는 사람들을 흔히 볼 수 있다. 이 불쌍한 사람들의 머릿속에서 일어나는 반응은 스위치가 눌린 쥐들의 뇌와 별반 다르지 않다. 매시간 휴대폰을 보며 인스타그램에 '좋아요'가 늘어났는지 확인하는 사람도 마찬가지다. 시간이 지날수록 상황은 점점 심각해진다.

마약은 쥐의 뇌에 심긴 전극, 도박 기계의 손잡이, 인스타그램의 '좋아요' 수를 확인하는 것과 동일한 메커니즘으로 작용한다. 마약은 우리의 뇌가 도파민 중독 상태를 간절히 원하게 만든다. 마약은 니코틴처럼 도파민 분비를 증가시키거나, 코카인처럼 도파민 감소를 억제시킨다.

행복에 대한 우리의 끊임없는 갈망에는 어두운 이면이 있다. 모든 종류의 쾌락은 한편으로는 중독이 될 수 있다. 다른 한편으로 우리는 다양한 마약을 통해 우리의 뇌가 더 이상 행복이라는 동기를 필요로 하지 않게 조작할 수 있다. 이를 현실에 적용하면, 행복해지는 법도 배워야 한다는 것이다. 쾌락을 느끼는 법을 잘 배우되, 쾌락에 정복당해서는 안 된다.

행복으로 젊음을 유지하는 법을 더 자세히 살펴보자. 먼저 돈에 대해 이야기하자면, 사람들은 돈이 행복을 가져다주지 않는다고 말한다. 그러면서도 많은 사람이 돈을 벌기 위해, 돈을 더 많이 갖기 위해 안간힘을 쓴다. 관찰과 현실이 완전히 일치하지 않는다.

로토 당첨이 행복을 보장해줄 거라고 믿는 사람이 적지 않다. 큰 돈이 있으면 어떻게 될까? 돈이 행복을 가져다줄까, 그렇지 못할까? 과학은 우리가 행복해지는 데 도움을 줄 수 있을까? 실제로 과학은 도움이 될 수 있다. 일상에서 사람들이 얼마나 행복한지 알아보기 위해 복잡한 문항들로 설문조사를 실시했다. 조사 결과를 바탕으로 생애 동안의 행복을 나타내는 행복 곡선과 가장 행복한 국가들의 목록을 작성했고, 행복과 돈 사이에 어느 정도의 상관관계가 있는지 확인했다.

2015년 노벨경제학상을 수상한 앵거스 디턴Angus Deaton은 '돈과 행복의 상관관계'에 대해 광범위한 연구를 실시했다. 그동안 아프리카 사람들은 가난하지만 행복하다고 알려졌었다. 디턴의 연구 결과는 기존의 낭만주의적 관점과 반대였다. 디턴은 가장 가난한 사람들이 가장 불행하다는 사실을 확실하게 입증해냈다.[6] 예를 들어, 자신의 소득으로 식비와 월세를 충당할 수 있을지 계속 걱정하는 사람은 지속적인 스트레스 상태에 놓인다. 2장에서 살펴보았듯이, 만성 스트레스는 건강에도 행복감에도 긍정적인 영향을 끼치지 못한다. 가난은 사람을 병들고 불행하게 만든다. 반면 돈에 대한 걱정 없이 생계를 꾸려나갈 수 있을 만큼 경제적 여유가 있는 사람은 일반적으로 훨씬 더 행복하다.

그런데 돈이 많은 사람들을 관찰한 결과, 흥미로운 사실을 발견했다. 연구 결과는 명확했다. 엄청나게 큰돈을 소유한 사람이 생활에 어려움이 없을 정도의 돈을 가진 사람보다 반드시 더 행복한 것은 아니었다.[7] 경제적 자립은 분명히 인생의 아름다움을 즐길 여유를 준다. 또 돈이 기본적인 행복을 보장하는 것도 사실이다. 하지만 돈이 더 많다고 더 행복한 것은 아닌 것이다.

거액의 로또 당첨금을 평생의 꿈으로 삼는 사람은 다시 한번 깊이 생각해보면 좋겠다. 첫째, 실현될 가능성이 낮다. 둘째, 돈이 주는 행복이 극도로 과대평가되었다. 자신을 돈과 분리시킨 다음 이보다 더 중요한 문제들을 짚어보자.

정말로 우리를 행복하게 해주는 것은 무엇일까? 타당성 있는 후보들은 앞에서 이미 언급되었다. 그와 관련된 호르몬 반응에 대해서도 살펴보았다. 맛있는 음식, 흥분을 끌어올리는 성생활, 햇빛이 쏟아지는 해변에서의 하루는 우리의 행복 호르몬을 효과적으로 자극시키는 요인들이다. 그러나 행복은 행복한 순간들을 단순히 나열하는 것 그 이상의 것이다. 행복은 일차원적이지 않다.

행복이라고 다 같은 행복이 아니다

행복에는 심오한 차원이 있고, 장기적인 전망이 있다. 새로 실시된 연구들에 따르면, 자신이 하는 일에서 더 심오한 의미를 찾는 사람들이 더 행복하다. 의미를 발견하고 요구하는 과제가 있는 삶이 해변에서 칵테일 한 잔을 즐기는 삶보다 장기적으로는 더 만족스럽다. 사람들은 자신이 필요한 존재임을 느낄 때 값비싼 레스토랑에 가는 것보다 훨씬 큰 행복을 느낀다.

독일 비텐헤르데케대학교의 토비아스 에슈Tobias Esch 교수가 광범위하고 흥미로운 연구를 진행했다. 그는 행복에 관한 신경생물학적 통찰들을 정리했다. 먼저 개념을 세분화하고 행복을 A유형, B유형, C유형으로 구분했다.

- A유형: 감정적으로 최고의 순간을 의미한다. 그가 혹은 그의 소속 팀이 중요한 골을 터뜨렸다. 사장님이 갑자기 급여를 인상해주겠다고 말했다. 이제 막

사랑에 빠진 소녀가 첫 키스를 했다. 모두 아주 강렬한 순간이지만 금세 사라진다. 오래 지속되지 않는다.

- B유형: 어렵거나 불편한 상황을 무사히 극복할 때 나타난다. "후유, 잘 해냈어" 혹은 "잘 지나갔어"라고 안도의 숨을 쉴 때, 길고 힘겨운 하루를 지낸 후 현관문을 열고 들어와 (소파에 편히 앉아) 다리를 쭉 뻗고 맥주를 마시거나 차를 우릴 때 경험하는 감정이다. 황홀경보다는 안도감에 가깝다.
- C유형: 편안한 순간을 말한다. "모든 게 지금만 같으면 좋겠어." 좋은 타이밍에 내가 좋아하는 장소에서 더할 나위 없이 좋은 파트너와 함께 나에게 딱 맞는 일들을 하고 있다. 프랑켄 지방 사람들이 말하는 이른바 '파스트쇼passt scho(독일어로 '모든 것이 최상의 상태'라는 의미)'다. 여기에서 행복은 내적 만족감이고 좋은 상태를 오래 유지할 수 있는 잠재력이다.

행복에서도 연령별 차이가 나타난다. 청소년들은 A유형의 행복을 더 많이 체험한다. 사람들은 모든 것이 새로울 때 훨씬 더 강렬한 체험을 하는데, 이는 종종 파멸을 낳기도 한다. 반면 노인들은 C유형의 행복을 추구하는 편이다. 인간은 긴 인생 여정을 통해 무엇이 마음에 들고 무엇이 마음에 들지 않는지 알아간다. 이에 맞춰 자신의 행동 방향을 정할 수 있다.[8]

ABC 분류법은 일목요연하지만 잘못된 부분에 대한 근본적인 인지 없이 인간을 정형화시킬 가능성이 있다. 다양한 행복의 유형을 서로 경쟁시키는 일은 비합리적이다. 피상적인 즐거움과 내면

깊은 곳에서 느끼는 정신적 평안함 중 하나의 선택은 억지로 만들어낸 거짓 대립 관계다.

쾌락을 추구하는 사람도 깊은 감정을 느낄 수 있다. 내적 세계에 깊이 잠겨 있는 사람이라도 외적 세계가 주는 기쁨을 포기할 필요는 없다. 이는 대양의 상황과 비슷하다. 바다의 표면은 다양한 외적 조건에 의해 끊임없이 변한다. 파도의 높이는 바람의 세기에 따라, 해수면의 온도는 일조량에 따라 달라질 수 있다. 하지만 해수면 아래로 몇 미터만 내려가면 이 모든 차이를 느낄 수 없을 정도로 바닷물은 잔잔하고 수온은 일정하다. 물론 표면과 깊은 바다는 뚜렷하게 구분된다. 하지만 둘 다 바다라는 사실에는 변함이 없다.

노인들에게서 두드러지는 행복감의 특징은 더 심오한 차원으로 개발할 능력이 있다는 점이다. 노인들은 표면이 요동쳐도 평정심을 쉽게 잃지 않는다. A유형에 속하는 행복의 순간들은 덜 강렬할 수 있다. 대신 보편적인 만족감이 점점 커질 때 노인들이 젊은이들보다 더 행복하다. 모두 그렇다고 일반화할 수는 없지만 대체로 노인들이 젊은이들보다 더 행복하다고 느끼며 살고 있다.

알렌스바흐 여론조사 연구소에서 독일 국민들을 대상으로 수년 동안 정기적으로 현재 얼마나 행복한지 설문조사를 진행했다. 2017년 대표성 설문조사에서 65~85세 응답자 중 3분의 2는 자신의 삶에 만족한다고 답변했다.[9] 반면 18세 응답자 중에서는 소수만 그렇다고 답했다. 이는 독일뿐만 아니라 전 세계적인 현상이다. 미국에서 34만 명을 대상으로 자신의 삶에 심리적 만족감을 느끼는지 장기간 연구를 진행했는데,[10] 여기서도 60 플러스 세대의 삶에 대한 만족도가 가장 높았다.

10대 청소년들은 본래 불만투성이라고 단정하기 전에 먼저 확인할 사실이 있다. 인생의 행복 곡선은 전 세계적으로 U자형을 나타낸다. 청소년기와 노년기에 행복의 정점을 찍고 그 사이에 하향 곡선을 그린다. 이 추이를 분석한 미국의 연구에 따르면, 40~55세 국민들이 자신의 삶에 대한 만족도가 가장 낮다. 이 시기의 사람들은 한창 생존을 위해 투쟁하고, 성공하기 위해 치열하게 살아가며, 가족을 돌볼 책임 때문에 행복을 느낄 여유가 부족하다. 여기서 얻을 수 있는 구체적인 조언은, 젊음을 더 오래 유지하거나, 노년을 일찍부터 즐기기 시작하라는 것이다. 항노화 의학은 이 둘을 서로 연결하는 역할을 한다.

노년의 행복의 또 다른 장점은 우리를 더 잘, 더 오래 살도록 돕는다는 것이다. 실제로 삶이 불행하다고 답한 사람들이 삶에 대한 만족감이 높은 사람들보다 더 일찍 사망했다. 이 수치들은 신중하게 평가되어야 한다. 인과관계를 살펴보자면, 불행한 사람들이 불행의 원인 때문에 사망한 것일까? 이들의 사망 원인은 알코올 문제나 경미한 우울증 같은 만성 질환일 수도 있다. 이처럼 의학적 통계는 왜곡된 요인을 연구에서 제외시킬 수 있는 수준으로 발달했다. 무작위로 추출한 그룹들을 철저하게 조사한 뒤 핵심 요인들을 비교하고 분석한다. 그 결과, 같은 생활환경에서 75세 노인들은 8년 이내에 사망할 위험성이 감소했고, 행복하다고 답한 사람들은 30퍼센트에 달했다.

항노화 의학은 초창기부터 '더 오래 사는 것보다 더 의미 있는 삶을 사는 것이 중요하다'는 원칙을 고수해왔다. 자신에게 주어진 시간을 더 기쁘게 보내는 것이 중요하다. 그러면 더 오랜 시간 기쁘게 살 수 있다.

4

젊음은 오래! 노년은 행복하게!

* 행복은 호르몬을 통해 전달된다. 행복에 중요한 호르몬은 도파민과 세로토닌이다. 약리학적 방법으로 행복해질 가능성이 열렸다. 거꾸로 약물에 대한 의존도가 높아질 위험성도 있다.

* '노인 우울증'이라는 상투적 표현이 널리 사용되지만 사실과 다르다. 60세 이상의 사람들이 40~55세 사람들보다 더 행복하다고 느끼며 살아간다.

* 부와 소비는 행복의 필수 조건이 아니다. 행복은 행동에서 시작된다. 자신의 일에서 의미와 가치를 발견하는 사람이 더 행복하다고 느끼는 이유다.

* 순간적 도취에서 지속적인 내적 만족에 이르기까지 행복의 유형은 다양하다. 여러 행복은 서로 대립 관계가 아니라 완전히 하나로 존재한다.

* 행복한 사람이 더 오래 산다. 당신을 행복하게 만드는 일을 찾고 실행에 옮겨라. 이것이 바로 구체적인 안티에이징 전략이다.

5장

뇌도 다이어트가
필요하다

: 똑똑하게 잘 먹는 법

JUNG BLEIBEN IST
KOPFSACHE

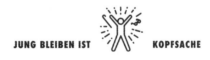

"인간은 먹는 것으로 표현된다Der Mensch ist, was er isst." 독일의
철학자 루트비히 포이어바흐Ludwig Feuerbach(1804~1872)가 남긴
유명한 문장이다. 사실 이 문장에서 발견되는 세련된 통찰의
묘미는 독일어로만 느낄 수 있다. 이 점을 차치하더라도 문장
의 속뜻은 이미 전 세계인의 머릿속에 완전히 자리를 잡았다.

  우리가 먹는 방식이 건강, 정신과 신체의 평안, 기대수명에
큰 영향을 끼친다는 사실은 많은 사람에게 보편적으로 알려져
있다. 그럼에도 불구하고 우리의 음식 섭취 행위에 큰 변화가
없다는 사실을 인정하지 않을 수 없다. 어쨌든 칼로리 공급을
절제하지 않으면 복부와 둔부의 피하지방이 사라지지 않는다
는 사실을 이론적으로는 누구나 잘 알고 있다. 보디빌더라면
환상적인 몸을 만들기 위해서는 아령 운동만으로는 부족하고,
적절한 영양소, 특히 단백질이 필요하다는 사실을 안다. 심근
경색 증상이 있는 사람은 재발 방지를 위해 올바른 영양 섭취
가 가장 중요하다는 점을 재활병원에서 배웠을 것이다.

'뇌에 적합한 영양 섭취'가 우리의 뇌 건강을 지키거나 기능을 개선시킬 수 있는지는 여전히 잘 알려지지 않았다. 그 반대, 즉 잘못된 식습관이 우리의 회색 뇌세포(회백질)에 큰 손상을 입힐 수 있는지에 대해서도 마찬가지다. 그럼에도 인간의 뇌 기능이 바르고 균형 잡힌 영양 공급에 의해 좌우된다는 사실은 그 반대의 관점보다 훨씬 논리적이다.

뇌에 치명적인 세 가지 증상

뇌는 인간의 신체에서 신진대사가 가장 활발한 기관이다. 인간의 뇌는 체중에서 고작 2퍼센트를 차지하지만 체내에 공급되는 에너지의 약 20퍼센트를 소비한다. 왜 이렇게 많은 에너지가 뇌에 필요한지 잘 알려지지 않았으나 매우 신뢰할 만한 데이터를 제공하는 학술 연구가 있다.

다음 세 가지 분자 프로세스는 인간의 뇌 손상과 관련이 깊다.

- 산화oxidation: 자유라디칼free radical(비공유 전자를 갖는 원자, 분자, 이온)에 의해 세포 구조가 파괴되는 과정.
- 염증inflammation: 낮은 역치의 염증 반응에 의해 퇴행성 변화가 일어나는 과정.
- 당화glycation: 단백질과 지방이 기능의 일부를 상실할 때 나타나는 화학반응.

세 가지 반응은 적절한 영양 공급으로 장기적인 변화를 일으킬 수 있다. 먼저 인간의 뇌는 주로 무엇으로 구성되어 있는지 살펴보자. 근육은 주로 단백질로 구성된다. 때문에 보디빌더들은 근육 형성을 위해 단백질이 풍부한 음식이나 단백질 영양 보조제를 섭취한다. 반면 인간의 뇌는 지방으로 이루어져 있다. 지방은 뇌 부피의 약 60퍼센트를 차지한다. 아직 뇌에 대해 잘 모르는 사람은 이 말을 들으면 두려움과 공포에 사로잡힐 수 있다. 하지만 뇌의 지방과 뚱보들의 배와 엉덩이에 축적된 지방에는 차이가 있다.

인간의 사고에 관여하는 뇌 부위인 신피질은 최대 30퍼센트가 오메가3지방산 가운데 하나인 DHA로 구성되어 있다. 구체적인 영양 섭취에 관한 첫 번째 조언으로, 오메가3지방산을 더 많이 섭취하라고 권한다. 오메가3지방산은 뇌의 발달과 유지에 영양가가 가장 높은 성분일 것이다. 9장에서 더 살펴보겠지만, 성인이 되면 신경세포는 소량만 형성된다. 반면 기존의 신경세포에서는 끊임없이 형성, 개조, 복구의 과정이 진행된다. 오메가3지방산은 이 과정에서 중요한 구성 물질이다.[1] 특히 가지돌기(신경세포에서 가지가 나뉜 돌기)의 성장을 촉진하고, 신경세포들 사이에서 신호 전달을 개선하며, 신경전달물질의 분비를 돕고, 산화와 염증 반응으로부터 보호한다. 이번 장에서는 뇌에 치명적인 세 가지 증상인 산화, 염증, 당화 반응을 자세히 살펴보려고 한다.

먼저 노화와 병을 유발하는 인자로서 산화의 발견은 최초의 보편적인 노화 이론에 견줄 만한 업적이었다. 1950년대에 미국의 생화학자 데넘 하먼Denham Harman은 이 발견을 '자유라디칼 이론'으로 정리했다. 자유라디칼은 전자껍질에 전자 한 개가 부족한 분자들을 일컫는다. 이 전자는 분자들에 엄청난 반응성을 제공한다. 반면 분자들은 부족한 전자를 다른 결합으로부터 끌어오려고 노력하는 과정에서 종종 변화를 일으켜 자유라디칼이 된다. 그다음에 세포막, 세포소기관, 특히 세포핵의 DNA를 손상시키는 연쇄반응이 일어난다.

화학에서는 전자가 다른 분자로 넘어가는 과정을 산화라고 한다. 금속이 녹슬거나 버터가 상해서 고약한 냄새가 나는 프로세스와 동일하다. 이렇듯 노화는 생명이 있는 자연의 범위 밖에서도 일어나는 보편적인 프로세스다.

오랫동안 산화 스트레스는 궁극적인 노화 인자로, 자유라디칼은 자연의 절대적인 악당으로 여겨졌다. 그사이에 산화 스트레스는 세분화되었고, 자유라디칼은 인간의 신체에서 면역과 관련해 중요한 임무를 수행하고 있음이 발견되었다. 이제 산화는 핵심 노화 인자로 간주되지 않는다. 그러나 산화 스트레스가 노화에 아무 영향도 주지 않는다는 의미는 아니다. 산화 스트레스는 뇌의 노화에 큰 영향을 미치고 있다.

염증과 노화, 그리고 지방산

역치가 낮은 만성 염증 프로세스는 '침묵의 염증'으로도 불린다. 이 프로세스에서 오메가3지방산은 인간의 몸을 보호하는 가장 중요한 물질이다. 염증이 우리 몸에 일으키는 손상은 수십 년동안 노화의 주요 원인 가운데 하나로 언급되어왔다. 이런 손상은 동맥경화증, 당뇨병, 수많은 암, 특히 파킨슨병과 알츠하이머병 등의 신경퇴행성 질환을 유발하는 데 결정적인 역할을 한다. 염증이 노화 프로세스에 끼치는 영향은 너무 광범위해서 '염증성 노화inflammaging(만성 염증으로 인한 노화)'라는 표현이 생겼을 정도다.[2]

이런 염증은 주로 사이토카인에 의해 유발된다. 사이토카인은 아주 중요한 의미가 있는 호르몬으로, 일반적인 실험에서는 잘 검출되지 않는 조직 호르몬이다. 사실 사이토카인이라고 해서 다 같은 사이토카인은 아니다.

사이토카인은 두 개의 큰 그룹으로 나뉜다. 하나는 염증 프로세스를 촉진해 질병과 노화에 유리한 조건을 조성하는 '호염증성 사이토카인'이다. 다른 하나는 염증 프로세스를 억제해 우리의 건강을 보호해주는 '반염증성 사이토카인'이다. 사이토카인은 지방산으로 만들어진다. 그리고 다양한 지방산이 다양한 사이토카인을 생산한다. 호염증성, 즉 염증을 촉진하는 사이토카인은 오메가6지방산으로 생산된다. 반염증성, 즉 염증을 억제하는 사이토카인은 오메가3지방산으로 생산된다. 여러분은 이제 '좋은' 지방과 '나쁜' 지방을 구분하는 이유를 확실히 깨달았을 것이다. 나쁜 지방에서 호염증성 사이토카인이, 좋은 지방에서 반염증성 사이토카인이 생산되기 때문이다.[3]

올바른 지방 식품을 선택해 섭취하면, 체내에 특히 뇌의 '호염증성 환경'에 장기적인 변화를 일으키고 몇 가지 반응을 극대화시킬 수 있다.

우리는 염증을 약화시키는 오메가6지방산을 옥수수유, 대두유, 홍화유 혹은 해바라기유 등 식물성 기름의 형태로 섭취한다. 하지만 축산을 통한 육류나 달걀 등을 가공한 식품에도 오메가6지방산은 이미 충분하다. (오메가6지방산 역시 필수지방산이나 과다 섭취 시 호염증성 사이토카인의 분비가 증가되기 때문에 문제가 된다.) 이는 인간이 단순히 먹기 위해 사는 존재가 아니라는 증거 중 하나다. 동물도 마찬가지다.

축사에서 사육되는 소보다 자연에서 풀을 뜯어먹고 자란 소의 고기에 우리 몸을 지켜주는 오메가3지방산이 훨씬 풍부하다. 축사의 소들에게는 대개 체중을 더 빨리 증가시키기 위해 곡물 사료나 대두박을 주로 먹이기 때문이다. 인간도 마찬가지다. 닭 사육도 비슷하다. 배터리 케이지에서 일생을 보내며 살찌워 사육되는 불쌍한 닭보다 자연에 풀어놓고 키운 닭이 낳은 알의 오메가3지방산 농도가 훨씬 높다. 결론은 종별 특성에 따른 사육이 가축의 고통을 줄여줄 뿐만 아니라 인간의 건강을 개선시킨다는 것이다.[4]

과거에는 가축들이 풀을 뜯고 닭들은 자유롭게 돌아다녔다. 이렇게 자란 육류와 가금류를 섭취했던 우리 조상들의 체내 오메가3지방산 대 오메가6지방산 비율이 훨씬 높았다. 최적의 비율은 1대1이나 1대2이지만, 현대인의 식단에서는 그 비중이 종종 1대20에서 1대30에 달한다.

뇌가 사랑하는 오메가3 지방산

　오메가3지방산의 주요 공급원은 어유魚油다. 전통적으로 생선을 많이 섭취하는 일본 같은 국가들에서는 오메가3지방산 대 오메가6지방산 비율이 훨씬 높다. 이유 없이 일본이 기대수명이 가장 높은 국가들에 포함된 것은 아니다.

　학술 연구에서도 오메가3지방산은 평생 인간의 인지 건강을 촉진한다는 사실이 입증되었다. 오메가3지방산 농도가 낮으면 아동의 IQ가 떨어지고 노인이 치매에 걸릴 위험성이 높아진다.[5] 게다가 오메가3지방산은 인간의 인지적 수행 능력뿐만 아니라 기분에도 영향을 미친다. 다량의 오메가3지방산을 섭취하면 우울증 개선 효과를 볼 수 있다는 사실이 많은 연구를 통해 입증되었다. 이경우 선택적 세로토닌 재흡수 억제제SSRI를 이용한 약물 치료 효과가 부분적으로 더 뛰어났다.[6]

놀랄 일이 아니다. 우울증과 치매가 함께 나타나는 사례가 의료계에서도 일상적으로 관찰되고 있다. 우리의 뇌에 오메가3지방산 공급량을 늘림으로써 (건강한 상태를) 유지하고 회복시키는 물질을 전달할 수 있다. 어떻게 하면 우리 몸에 오메가3지방산을 최대한 많이 공급할 수 있을까? 일단 지방이 많은 해수어 섭취량을 늘려야 한다. 일주일에 서너 번 청어, 고등어, 연어, 참치를 섭취하는 사람은 자신에게 필요한 오메가3 농도를 이미 채운 것이다. 과연 이렇게 먹는 사람이 있을까? 극소수만 이 섭취량을 지킨다.

그런데 대형 냉수성 어류에 다른 문제가 발생했다. 해양오염으로 유해 물질, 특히 중금속 함량이 증가했기 때문이다. 가끔 참치를 먹는 정도라면 문제가 되지 않는다. 하지만 정기적으로 많은 양을 섭취할 경우에는 문제가 있다. 일본에서 1950년대 이후에 알려진 미나마타병은 수은중독에 의해 유발된다.[7] 이 병은 마비와 정신증을 일으킨다. 오염이 심한 해양 동물을 통해 중금속을 섭취한 어부들이 주로 이 병에 걸렸다. 특히 참치가 문제였다. 이 위험성은 오래전부터 알려져 있었는데 최근에 다시 부각되고 있다.

현재 어류는 중금속뿐만 아니라 미세플라스틱에 점점 더 많이 오염되고 있다. 이것이 우리 건강에 어떤 영향을 끼치는지 아직 명확하게 밝혀진 바는 없지만, 긍정적인 영향을 줄 것으로 보이지는 않는다.

식품으로 주요 영양소를 충분히 섭취할 수 없다면 건강보조제를 복용하는 것도 합리적인 대안이다. 오메가3지방산도 마찬가지다. 다만 전형적인 어유 캡슐의 경우 지방산을 분자 증류해야 한다는 점, 그러니까 끓이지 않고 아주 조심스러운 분리 프로세스를 통해 지방산을 추출해야 한다는 점에 유의해야 한다. 그렇지 않은 경우 중금속과 미세플라스틱 오염으로 문제가 생길 수 있다.

채식주의자vegetarian(고기류를 피하고 채소, 과일, 해초 따위의 식물성 음식 위주로 먹는다)와 비건vegan(채소, 과일, 해초 따위의 식물성 음식 외에는 아무것도 먹지 않는다)은 생선을 먹지 않기 때문에 어유 캡슐도 복용하지 않는 것이 문제다. 당연히 대안은 있다. 해조류에서 추출한 오메가3지방산을 섭취하는 것이다. 결코 하찮게 여길 대안이 아니다. 어류에서 추출한 오메가3지방산도 원래 해조류에서 유래한다. 이 지방산들은 먹이사슬을 통해 어류에 도달한다. 처음에 해조류가 오메가3지방산을 생산하고 작은 갑각류인 크릴에게 먹힌다. 그다음에 크릴은 대부분의 어류에게 기본 식량이 된다. 결론적으로 생산자인 해조류로부터 건강한 지방을 직접 제공받는 셈이다. 연구 결과에 따르면, 해조류는 기존의 어유보다 어떤 면에서도 품질이 떨어지지 않는다.[8]

오메가3지방산은 아마유와 견과류에 특히 많이 함유되어 있다. 호두의 쭈글쭈글한 표면이 어이없을 정도로 우리의 뇌 표면과 비슷하다는 점은 자연의 우연일 뿐이다. 아무튼 호두는 뇌에 이상적인 식품이다. 모든 견과류가 대개 뇌 건강에 좋다. 단, 볶은 땅콩은 제외다. 땅콩은 견과류가 아니라 협과莢果류라는 아주 단순한 이유 때문이다.

　오메가3지방산은 화학구조 때문에 '다불포화지방산'이라고 불린다. 오메가3지방산만 인간의 인지 건강에 긍정적인 영향을 끼치는 것은 아니다. 몇몇 '단일불포화지방산'에도 동일한 효과가 있다. 특히 올리브오일에 있는 단일불포화지방산이 그렇다. 올리브오일은 최대 73퍼센트가 단일불포화지방산으로 구성되어 있고 항산화물질 함량이 매우 높다. 그중에서도 올레산은 LDL 콜레스테롤을 떨어뜨려 동맥경화증을 예방한다. 순환기내과에서는 올리브오일의 예방 효과를 오래전부터 알고 있었다. 뉴런의 건강에도 이런 긍정적인 효과가 있다는 연구 결과들이 계속 발표되고 있다.[9] 심장에 좋은 것은 틀림없이 뇌에도 좋을 것이다.

단맛이 우리를 뚱뚱한 바보로 만든다

    건강에 좋은 식품을 섭취해야 하는 이유는 건강한 지방을 집중적으로 공급하기 위해서다. 다른 방법은 당 섭취를 피하는 것이다. 처음에는 의아하게 들릴 수 있다. 인간의 뇌도 주로 당을 이용해 에너지를 얻기 때문이다. 저혈당이 되면 불편한 일들이 자주 발생하고, 우리 뇌에서도 즉각 신호를 보낸다. 악명 높은 '탄수화물 중독'은 폭식증 발작을 일으키고, 우리가 밤마다 냉장고를 뒤지고픈 충동을 부추겨 '디너 캔슬링'에 실패하게 만든다. 나도 모르는 사이에 경험적으로 들상추보다는 허기진 배를 달래줄 구원자인 초콜릿 푸딩을 집는 것이다.

    설탕 소비도 적당량은 약이 되지만 지나치면 독이 된다. 유감스럽게도 현대인의 설탕 섭취량은 독이 되는 범위에 있다. 하지만 인류의 설탕 섭취량이 항상 독이 되는 수준은 아니었다. 인류의 발달사에서 설탕은 상당히 새로운 물질이다. 과거에 단맛을 내는 식품은 원래 꿀과 단 과일, 두 종류뿐이었다. 둘 다 구하기 어려웠기 때문에 발견하는 기쁨도 컸다. 행복 호르몬이 활성화되었고, 우리 조상들의 뇌에서 보상 체계가 활발하게 작동했다. 단맛의 행복을 느끼는 흔치 않은 순간은 인간의 집단 기억에 새겨져 있다. 신생아의 혀에 설탕물을 몇 방울 떨어뜨려주면 아기들이 마법처럼 미소를 짓는 이유다.

대략 17세기 이후부터 희귀했던 행복 물질인 설탕이 갑자기 대량으로 공급되면서 문제가 발생했다. 사탕무와 사탕수수의 공업적 생산이 시작되면서 한순간에 모든 것을 달콤하고 맛있게 만들어주었다. '과자 제조업자'라는 새로운 직업이 탄생하는 순간이었다. 또한 충치와 당뇨병이 탄생한 순간이기도 했다.

당과 다량의 탄수화물 섭취가 우리의 체중과 건강에 얼마나 부정적인 영향을 일으키는지 여러 차례 설명했다. 특히 분자 영역에서 당의 특수한 작용인 당화 반응은 이 맥락에서 중요하다. 당화 반응은 '달라붙는' 특성이 있어 단백질과 지방 등 다른 물질들과 결합한다. 요리와 영양학에서 이미 잘 알려져 있는 사실이다.

1912년에 프랑스의 생화학자 루이 마야르Louis Maillard는 당화 반응에 의해 고기나 빵을 구울 때 맛있는 갈색 껍질이 생긴다고 했다. 당과 단백질이 결합되는 이 현상은 '마야르 반응'이라고, 그의 이름을 따서 명명되었다. 부드러운 풍미와 강한 향을 내지만 우리 몸에 상당히 해로운 영향을 미친다. 이때 당화 단백질과 지방은 대부분의 기능을 상실하고, 특히 탄력성을 잃는다.

나이가 들면 우리 몸의 많은 부분이 뻣뻣해지고, 유연성이 사라지고, 석회화뿐만 아니라 당화를 겪는다. 우리의 혈관은 물론이고 우리 피부의 콜라겐 뼈대에서도 일어난다. 당화 구조는 최종당화산물AGE, Advanced Glycation Endproducts이라고 하는데, 특성에 딱 맞는 표현이다. 최종당화산물은 결정적인 노화 인자 가운데 하나로 설명된다.[10] 한편 우리 세포의 표면에는 최종당화산물에 해당하는 고유의 수용체인 최종당화산물 수용체RAGE, Receptor of Advanced Glycation Endproducts가 있다. 역시 특성이 잘 드러나는 명칭이다. 이런 수용체들은 'AGE(나이)'와 지나치게 대립하면 실제로 'RAGE(분노)' 상태에 빠지기 때문에 딱 맞는 명칭이라고 할 수 있다.

그다음에 염증 반응이 일어난다. 따라서 AGE 수치가 계속 높아지면 역치가 낮은 만성 염증 프로세스가 나타난다. 이는 노화 프로세스 전반과 특히 우리 뇌에 가장 성가신 불청객이다. 이 책을 꼼꼼하게 읽은 독자라면 노화는 특히 염증과 관련이 있다는 사실을 깨달았을 것이다. 우리 뇌의 염증 프로세스를 예방하려면 탄수화물 식단과 음료를 최대한 피해야 한다.

지금까지 우리가 살펴본 분자생물학적 기초 지식뿐만 아니라 주요 질병 사이에는 아주 단순하면서도 명확한 상관관계가 있다. 가장 흔한 당뇨병인 2형 당뇨를 제대로 치료받지 못할 경우 환자가 치매에 걸릴 위험성이 현저히 높아진다.[11] 당은 살찌게 만들 뿐만 아니라 바보로도 만든다. 다행히 요즘 당뇨병 환자들은 당뇨의 부작용에 대한 교육도 많이 받고 준비도 잘 되어 있어서 부작용이 거의 없고 일반인과 같은 수준으로 생활한다.

브레인 푸드라는 일용할 양식

    음식에는 당처럼 우리의 뇌를 손상시키는 물질만 있는 것이 아니다. 많은 식물성 화학물질은 조직적으로 우리 뇌를 보호하고, 회복시키고, 심지어 기능을 개선시킬 수 있는 잠재력을 지닌 듯하다. 여러 물질이 생화학적으로 '폴리페놀' 그룹에 속한다. 이 화합물에는 특수한 분자구조 때문에 '페놀 고리'라는 이름이 붙었다. '폴리(그리스어로 '많은'이라는 뜻)'라는 접두어는 이 화합물이 더 많은 페놀 고리로 구성되어 있다는 뜻이다.

    천연 폴리페놀은 과일과 채소에서 식물성 화학물질로 존재한다. 우리 인간과 마찬가지로 식물도 박테리아, 곰팡이, 자외선으로부터 위협을 받는다. 따라서 식물도 고유한 면역 체계를 형성하는데, 많은 폴리페놀이 이를 수행한다. 긍정적인 소식은 우리가 식물성 화학물질을 소비하면 그 효과가 우리의 신체로 전달된다는 것이다. 특히 노화 인자로 알려진 산화와 염증으로부터 우리 몸을 보호해준다. 폴리페놀의 보호 효과는 특히 항산화 비타민을 통해 널리 알려져 있다. 그래서 폴리페놀을 '21세기형 비타민'이라고 부른다. 자연이 이런 보호 물질을 어떻게 제공할까? 지금부터 자세히 살펴보자.

안토시아닌은 폴리페놀 중에서도 가장 효과가 뛰어나다. 짙은 검푸른색은 블루베리, 블랙베리, 블랙커런트의 외형적 특징이다. 안토시아닌은 '브레인 푸드'계의 스타다. 특히 블루베리의 효과는 심도 있게 연구되어왔다. 블루베리에 들어 있는 안토시아닌은 손상으로부터 보호해줄 뿐만 아니라 직접적으로 신경 발생, 즉 새로운 신경세포 형성을 촉진한다는 사실이 입증되었다.[12] 하지만 해당 연구들이 주로 쥐를 대상으로 진행되었다는 점을 고려해야 한다. 인간을 실험 대상으로 연구할 수 없기 때문이다.

안토시아닌의 효과가 입증된 다른 테스트도 있었다. 인지 능력이 손상된 사람들에게 매일 약 100그램의 블루베리를 섭취하게 한 후 인지 능력 검사를 실시했더니, 뇌 기능이 현저히 개선되어 있었다.[13]

폴리페놀이 함유된 식품 리스트에서 1위를 차지한 녹차는 우리 뇌에 끼치는 영향이 크다. 녹차는 일본과 중국에서 '장수차'로 알려져 있으며, 효능이 뛰어난 에피갈로카테킨 갈레이트EGCG, Epigallocatechin gallate(카테킨의 일종)를 함유하고 있다. EGCG는 면역 체계를 자극할 뿐만 아니라 암을 예방하고, 뇌에서 신경 발생을 증가시키는 뇌유래신경영양인자BDNF, Brain Derived Neurotrophic Factor의 농도를 높여준다.[14] 녹차에 함유되어 있는 L-테아닌, 즉 카페인과 매우 유사한 또 다른 유형의 폴리페놀도 마찬가지다. 하루 세 잔의 녹차는 진정한 '싱크 드링크Think Drink'다. 그 이상이어도 좋다.

커피를 녹차로 바꿀 수 없거나 녹차에 친숙해지기 어려운 사람에게 두 가지 좋은 소식이 있다. 첫째, 건강에 좋지 않다고 악명 높은 커피가 생각보다 건강에 좋다는 것이다. 실제로 커피에는 항산화 작용 물질이 풍부하다. 둘째, 건강보조제 형태로도 항산화 작용 물질이 함유된 성분이 많다는 것이다.

뇌 건강에 좋은 또 한 가지 슈퍼푸드는 인도에서 온 쿠르쿠민이라는 식물성 화학물질이다. 강황Curcuma longa Linne에 함유된 이 물질로 인해 인도 카레 요리는 고유의 노란빛을 띤다. 뇌에서 쿠르쿠민은 폴리페놀의 전형적인 효과를 발휘해, 장기적으로 항산화와 염증 억제 반응을 일으킨다. 에피갈로카테킨 갈레이트와 비슷하게 직접적으로 신경 발생을 자극하기도 한다.[15] 쿠르쿠민의 문제점은 장에서 소량만 흡수된다는 점이다. 하지만 쿠르쿠민이 피페린(후추 추출물)과 결합하면 흡수가 훨씬 잘된다. 아마 인도 사람들은 이 사실을 이미 알고서 인도의 카레 요리에 검은 후추를 많이 넣은 듯하다. 지독하게 매운 데는 다 이유가 있었다.

현대 약리학은 폴리페놀의 작용을 강화시키는 후추의 특성을 이용해 쿠르쿠민과 피페린을 결합시킨 건강보조제를 개발했다. 이 건강보조제는 쿠르쿠민의 흡수를 촉진할 뿐만 아니라, 독자적으로도 뇌 건강에 긍정적인 효과를 낸다는 점에서 합리적이다.

세포 청소부, 시르투인

마지막으로 한 가지 물질을 소개하면서 '브레인 부스터(뇌 영양제)' 리스트를 완성하려고 한다. 지난 수십 년 동안 항노화 의학계의 슈퍼스타였던 스페르미딘Spermidin이 바로 그 주인공이다. 스페르미딘은 남성의 정액semen에서 처음 검출되었다는 이유로 붙여진 이름이다. 다행히 스페르미딘은 정액뿐만 아니라 다른 것을 통해서도 공급받을 수 있다. 이를테면 밀 배아, 말린 대두, 숙성된 치즈, 각종 버섯에 고농도의 스페르미딘이 함유되어 있다.

동물실험 결과, 스페르미딘이 생명 연장과 치매 예방에 효과가 있다고 밝혀졌다.[16] 이 결과는 인체를 대상으로 한 연구에서도 보호 효과가 입증되었기 때문에 매우 설득력이 있다. 현재 베를린 샤리테병원에서 대규모 연구 중 하나로 진행하고 있다.

스페르미딘은 '시르투인 활성화 물질Sirtuin activator'이라고 불리는 식물성 화학물질 그룹에 속한다. 이 물질들에 현재 항노화 의학은 큰 기대를 걸고 있다. 같은 이름의 효소를 활성화시키는 유전자들의 그룹을 '시르투인'이라고 한다. 시르투인 효소는 인간의 체내에서 수많은 복구 작업을 담당한다. 특히 암 발생을 예방하는 DNA의 손상된 부분을 제거하는 일을 한다. 이 효소는 또 DNA 다음으로 중요한 제2의 유전자 코드인 후성유전체를 안정시킨다(더 자세한 내용은 7장 참조).

시르투인의 가장 중요한 과제 중 하나가 지난 수십 년에 걸쳐 완벽하게 규명된 그 프로세스다. 시르투인은 오토파지와 같은 작용을 한다. 오토파지autophagy는 문자 그대로 '자가 포식'이라는 뜻이다. 시르투인이 자가 포식을 하지는 않지만 아주 유사한 일을 한다. 수년간 인간의 세포 사이에 축적된 분자 노폐물을 제거하는 것이다. 이 프로세스를 발견한 공로로 일본의 세포생물학자 오스미 요시노리大隅良典는 2016년 노벨생리의학상을 수상했다. 어떤 프로세스인지 좀 더 정확하게 살펴보자.

우리의 세포를 미니어처 형태의 공장이라고 상상해보자. 이곳에서는 우리 몸에 중요한 효소, 호르몬, 섬유상 단백질을 비롯한 많은 것이 끊임없이 생산된다. 모든 공장처럼 우리 몸에도 폐기물이 생긴다. 특히 다양한 아미노산이 결합된 후 삼차원 구조의 아주 복잡한 주름을 생성하는 단백질에서 불량품이 많다. 하지만 우리 몸처럼 일단 체계가 잘 잡히면 분자 노폐물을 다시 제거할 수 있는 아주 기발한 시스템이 구축된다. 이상적인 경우 분자 노폐물들은 도시의 현대적 쓰레기 처리 시스템과 똑같은 방식으로 처리된다. 노폐물을 단순히 제거하는 데 그치지 않고 자원 보호를 위해 재활용하는 것이다. 이 기능은 청소년기와 청년기에 탁월하게 작동한다. 젊었을 때는 많은 기능이 잘 작동되지만 나이 들어서는 분자 노폐물 처리 시스템도 점점 효율이 떨어진다.

그 결과 세포와 세포간극에 세포 노폐물이 점점 많이 쌓인다. 심한 경우 노폐물 더미를 육안으로 볼 수 있다. 유명하지만 반갑지 않은 검버섯도 리포푸신으로 이루어져 있다. 지방과 단백질 구성 성분으로 된 분자 노폐물인 리포푸신이 우리의 피부로부터 더 이상 운반되지 않는다. 리포푸신 노폐물 더미가 점점 늘어나면 피부에 지저분한 갈색 반점이 생겨 육안으로도 보이게 된다.

피부과 전문의들은 검버섯이 전혀 해롭지 않다고 한다. 실제로 검버섯은 악성 흑색종malignes melanom의 전 단계가 아니기 때문이다. 검버섯은 우리 몸에서 분자 노폐물 처리라는 중요한 임무를 충분히 감당하지 못한다는 뜻에 가깝다. 리포푸신은 피부에만 저장되는 것이 아니다. 심장 근육에도 축적될 수 있고, 심부전으로 발전할 수도 있다. 눈의 망막에도 분자 노폐물이 쌓일 수 있다. 이 노폐물은 서구권 국가에서 가장 흔히 발생하는 후천성 시력 상실, 즉 노인성 황반변성의 원인이 된다.

분자 노폐물은 우리 뇌에도 축적될 수 있다. 알츠하이머병의 주요 발병 원인인 베타아밀로이드반beta amyloid plaques은 단백질 쓰레기나 다름없다. 단백질 노폐물은 덩어리로 뭉쳐져 있어 뇌에서 밖으로 이동할 수 없다. 다른 유형의 치매에서도 마찬가지다.

모든 치매 사례의 약 20퍼센트를 차지하는 루이소체치매Lewy body dementia는 종종 파킨슨병과 함께 발병한다. 쌓여 있는 손상된 단백질들이 발병 원인이다. 루이소체치매의 경우 단백질 노폐물이 밖으로 이동하는 기능이 작동하지 않는다. 축적된 단백질 쓰레기는 도파민 생산에 관여하는 세포를 손상시킨다. 그 결과 파킨슨병의 증상으로 알려진 서동증(느린 행동), 인지 기능 장애, 안정 시 떨림 등이 나타난다. 결국 우리 몸의 많은 세포와 조직도 1970~1980년대에 많은 학생 주거 공동체에서 실패한 '누가 쓰레기를 밖으로 배출할 것인가?'의 문제를 겪고 있는 것이다.

이제 분자 노폐물을 재활용하는 데 특화된 시르투인 같은 효소들이 우리의 몸 건강에 얼마나 중요한 요소인지 알겠는가? 이는 우리의 정신 건강에도 해당되는 이야기다.

역사로 증명하는 단식의 효과

시르투인을 활성화시키는 식물성 화학물질 외에 시르투인을 자극해 건강을 유지할 수 있는 방법이 있다. 다름 아닌 '굶기'다.

굶기, 즉 다양한 유형의 단식에 우리 몸을 치유하는 효과가 있다는 사실은 오래전부터 알려져 있었다. 이 사실을 잘 알았던 중세 말엽의 영향력 있는 의사이자 약리학자 파라셀수스Philippus Aureolus Paracelsus(1493~1541)는 "가장 좋은 치료제는 단식이다"라고 말했다.

단식은 세계의 모든 위대한 종교에서 공통적으로 나타난다. 예수 그리스도는 부활절 전에 40일 동안 금식했다(원래 성탄절 전에도 40일 동안 금식했다). 이슬람교에는 라마단(이슬람력으로 아홉 번째 달)이 있어서 그 달에는 금식을 한다. 유대교에도 최대의 명절인 속죄일, 즉 욤키푸르 무렵에 금식 기간이 있다. 이제 대부분의 기독교인은 금식을 정확하게 지키지 않는다. 많은 무슬림은 해가 진 후 지나친 연회를 금지함으로써 금식을 통한 건강상의 이점을 누리고 있다. 아무튼 금식 기간이 원래 영적 조치였을 뿐만 아니라 건강 정책적 조치였다는 사실에는 틀림이 없다.

항노화 의학에서도 일찍이 단식이 생명 연장 조치라는 사실을 발견했다. 생명 연장 조치는 학술 용어이고, 칼로리 제한CR, Calorie Restriction이라는 표현이 주로 사용된다. 미국의 생물노인학자 클라이브 매케이Clive McCay는 1930년대에 실험실 쥐들에게 체계적인 칼로리 제한을 처방했다. 먹이 공급량을 30퍼센트 줄였더니 기대 수명이 약 50퍼센트 증가했다. 이후 이 실험은 맥주효모균에서 영장류에 이르기까지 각종 생물에게 반복 실시되었다. 실험 결과는 항상 같았다. 더 적게 먹을수록 더 오래 살았다. 이 효과는 척추동물보다 원시적인 생명체에게 더 뚜렷하게 나타났다. 이 효과는 지금도 입증되고 있다.[17]

신기한 일이다. 신체에 더 적은 에너지를 공급해야 몸이 더 튼튼해지는 이유는 무엇일까? 에너지를 더 적게 공급해도 몸은 왜 더 약해지지 않는 걸까?

역설적으로 보이는 이 현상을 설명하기 위해 우리의 친척뻘 되는 동물들을 잠시 살펴볼 필요가 있다. 사자를 예로 들어보자. 사자는 생존하기 위해 먹잇감을 사냥해야 하는 맹수다. 하지만 사냥에 실패하는 경우가 부지기수다. 사자의 먹잇감들이 민첩하게 움직이고 바짝 긴장해 있기 때문이다. 따라서 사자는 주린 배를 움켜

쥐고 잠자리에 드는 날이 많을 것이다. 금식은 예고된 일이다. 다음 날 낮에 사자가 힘이 쭉 빠지기 시작하면 사냥에 성공할 가능성은 훨씬 낮아진다. 그날 밤에 사자는 다시 공복 상태로 잠이 들고, 배 속은 점점 비어가 결국 굶어죽을 것이다.

하지만 대부분의 경우는 그렇지 않다. 사자는 배고픔 때문에 더 쇠약해지기보다는 감각이 더 예민해지고, 먹잇감에 대한 집중력이 더 높아지며, 질주 속도는 한층 더 빨라진다. 물론 얼마나 굶었는지에 따라 다르다. 공복 시간이 너무 길어지면 사자도 기력이 떨어져 죽을 수 있지만, 단기적으로는 능률을 향상시키는 정반대의 효과가 있다.

사자에게 나타난 굶주림의 효과는 선사시대 우리의 조상에게도 적용할 수 있다. 약 1만 년 전 농경 생활을 시작하기 전에 우리 조상들은 약 20만 년 동안 수렵과 채집 생활을 했다. 사냥에 성공하지 못하는 날에는 저녁을 거르고 잠자리에 들어야 했다. 그 결과로 다음 날 축 늘어진 채 동굴에 누워 있는 사람은 며칠 후 죽어야 하는데, 그런 일은 일어나지 않았다. 그 이유는 자연이 특별한 생존법을 고안해냈기 때문이다. 바로 '금식 모드'를 작동시킨 것이다. 다시 말해, 금식 모드는 생존 프로그램이다.

금식은 건강을 지켜줄 뿐만 아니라 다시 사냥에 나설 수 있도록 돕고 성공 확률을 높여준다. 금식은 때로 건강뿐만 아니라 진정한 쾌감도 선사한다. 우리 몸이 뇌에 신호를 보내고 뇌를 깨워 위기 상황에 배고픔을 이겨낼 방법을 떠올리게 한다. 이 신호는 정확한 메시지로 전해진다. 우리는 이미 회복탄력성 연구에서 배웠다. "당신은 할 수 있습니다!"

배고픔의 유익, 기분 향상과 회춘 효과

현대인들은 더 이상 생존을 위해 수렵과 채집을 이어나갈 필요가 없을 정도로 유복해졌다. 오히려 단식을 위해 많은 돈을 주고 단식원에 들어간다.

많은 사람이 단식이 주는 행복감에 대해 "처음 며칠 동안은 몸에서 '배고프다'고 아우성을 치지만, 이 고비를 넘기면 공복감이 약해지고 몸이 가벼워지며 행복을 느끼는 상태가 된다"라고 표현한다. 인정하건대 누구에게나 항상 작동되는 원리는 아니다. 상당수는 몸이 계속 음식을 달라고 외친다. 사람은 다양하다. 하지만 금식 모드에 도달한 많은 사람이 놀라운 경험을 한다.

오래전부터 의사들은 이런 단식의 메커니즘을 알고 있었다. 그러나 금식의 유용성이 과학적으로 규명된 지는 얼마 되지 않았다. 가장 중요한 프로세스는 앞에서 설명한 오토파지일 것이다. 세포

대청소는 시르투인이 공복 스트레스에 대한 반응으로 실행하는데, 이것이야말로 가장 효과가 뛰어난 회춘 프로그램이다. 여기에 다른 요인들도 추가된다.

우리는 인간의 뇌가 에너지를 얻기 위해 당에 의지한다는 사실을 잘 알고 있다. 하지만 당은 저장이 쉽지 않다. 그래서 간과 근육에는 당을 저장해놓은 보유고, 소위 글리코겐이 있다. 그러나 보유고에 있는 당은 많아야 이틀이면 전부 소비되어 사라진다.

뇌에 더 많은 에너지를 공급하기 위해 간은 일종의 '공복 신진대사'를 거쳐야 한다. 간은 지방산을 케톤체로 전환시킴으로써 이 일을 한다. 우리 몸은 지방 조직에 지방산을 저장한다. 이를 통해 우리 대부분은 필요 이상의 에너지를 얻고 있다. 이 보유고가 공격을 받으면 체중 감량이라는 긍정적인 부수 효과가 나타난다. 간에서 생성되는 케톤체는 혈액-뇌 장벽을 극복할 가능성을 열어준다. 혈액-뇌 장벽은 혈액에서 선별된 물질을 중추신경계로 보내는 일종의 필터다. 이 케톤체는 뇌에서 글루코스를 대신하는 역할을 한다.

케톤체는 뇌에 매우 긍정적인 영향을 준다. 신경을 보호하고 파킨슨병과 치매로부터 뇌를 보호한다. 특히 염증 프로세스를 완화시킨다. 나아가 신경퇴행성 질환을 막아준다. 이외에 기분을 향상시켜 우울증으로부터 보호해주는 효과도 있다.[18]

역치가 낮은 만성 염증 프로세스가 우리의 기분에 얼마나 부정적인 영향을 끼치는지는, 중증 바이러스에 감염된 많은 환자를 통해 입증된 바 있다. 그 영향은 독감이든, 엡스타인 바 바이러스Epstein-Bar-Virus든, 코로나 바이러스든 상관없이 똑같았다. 급성 감염이 사라졌다고 할지라도 장기 감염의 경우 종종 우울감과 만성피로증후군이 나타났다. 병원체가 제거되었다고 해도 우리 몸에서 염증 프로세스는 여전히 진행 중이기 때문이다. 따라서 단식을 통해 형성된 케톤체의 반염증 효과는 여러 가지 측면에서 긍정적이다.

단식 기간을 어떻게 정해야 가장 효과적일까? 가장 대중적인 방식은 16대8 원칙에 따른 간헐적 단식이다(8시간 동안만 음식을 섭취하고, 16시간은 단식한다). 이 유형의 단식에는 장점이 많다. 무엇보다 실용적이다. 단식을 통해 우리 몸은 케톤 신진대사 상태에 거의 도달하지 못한다. 상대적으로 짧은 기간 동안 음식을 섭취하지 않으면 우리 몸은 대개 글리코겐 보유량으로 버틴다. 따라서 두세 달 간격으로 단식 기간을 늘리는 것이 좋다. 일상에 적용하기 좋은 프로그램은 이탈리아계 미국인 노인학자 발터 롱고Valter Longo가 개발한 방식이다. 그의 저서 《단식 모방 다이어트》에 자세히 설명되어 있다.

단식이, 높아진 글루코스의 농도를 낮춰 시르투인 활성화와 케톤 신진대사 상태로의 전환에만 긍정적인 영향을 끼치는 것은 아니다. 단식은 소위 마이크로바이옴, 즉 우리의 장에 살고 있는 박테리아 전체에도 영향을 준다. 마이크로바이옴은 소화뿐만 아니라 우리 뇌에도 영향을 끼치는데, 이 사실은 몇 년 전만 해도 상상하기 어려운 일이었다. 이는 매우 흥미진진한 주제인 만큼 다음 장에서 자세히 소개하겠다.

젊음은 오래! 노년은 행복하게!

* 인간의 뇌는 신체에서 신진대사가 가장 활발한 기관이다. 뇌가 활발히 잘 작동하려면 우리 몸이 필요로 하는 영양소를 잘 섭취해야 한다.

* 건강한 지방은 뇌에 가장 좋은 영양소다. 오메가3지방산은 인간의 뇌 세포를 구성하는 물질이다. 풍부한 어류 혹은 해조류 기반의 비건 지방산은 우리의 심장은 물론이고 뇌까지 보호해준다.

* 인간의 뇌에 가장 해로운 영양소는 당이다. 당은 최종당화산물이 생기는 원인으로, 뇌에서 역치가 낮은 염증을 일으킨다.

* 폴리페놀 그룹의 식물성 화학물질은 진정한 브레인 부스터다. 블루베리와 레드베리의 안토시아닌, 녹차의 에피갈로카테킨 갈레이트, 강황의 쿠르쿠민 등이 그렇다. 특히 스페르미딘에는 분자 노폐물을 제거하는 효과가 있다(오토파지).

* 단식은 우리의 뇌 건강에도 좋다. 단식은 시르투인을 활성화시킨다. 시르투인은 우리 몸에서 대대적인 복구 작업을 일으키는데, 이 작용은 뇌 건강에 특히 좋다.

6장

장내균은 존재한다, 고로 생각한다

: 장 건강에 특별한 관심이 필요한 이유

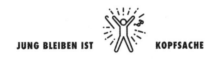

"우리는 우리다Mia san mia!" FC 바이에른에서 즐겨 외치는 구호다. 이 말이 옳은지는 매우 의심스럽다. 우리는 우리로만 이루어진 존재가 아니다. 우리 안에는 완전히 다른 존재들이 있다. 정확하게 말해, 우리의 몸 안팎에 약 39조 마리의 박테리아가 살고 있다. 우리 몸이 약 30조 개의 세포로 이루어져 있다는 사실에 견주어보면 인간보다 박테리아 수가 훨씬 많은 셈이다. 우리 몸에 살고 있는 수많은 미생물을 다루는 마이크로바이옴 연구에 이 구호를 적용하면 '우리는 개체가 아니라 생활 공동체다!'라고 표현할 수 있다.

　개개의 인간은 고유한 체세포와 최소 그만큼의 미생물들과 공생 관계에 있다. 앞서 말한 마이크로바이옴 연구는 지난 수십 년 동안 과학이라는 학문 영역에서 슈팅 스타였다. 당연한 일이었다. 마이크로바이옴에 관한 획기적인 발견이 있었는데, 특히 수십 조에 달하는 박테리아들이 얌전하기만 한 동거인이 아니라는 중대한 사실이 밝혀진 것이다.

이 엄청난 수의 미생물은 인간을 휘두를 정도의 막강한 힘을 갖고 있다. 인간의 면역 체계와 신진대사에 영향을 끼치고, 특히 인간의 뇌와 노화 방식에도 영향을 준다. 작은 동거인들 대부분은 인간에게 이로운 존재다. 이 사실만으로도 미생물을 더 집중적으로 연구하고 잘 관리해야 할 이유가 충분하다.

박테리아와 공존한다는 것

박테리아를 관리한다는 생각은 새로운 통찰과도 같다. 내가 의학 공부를 시작한 당시만 해도 박테리아는 악당 취급을 받고 있었다. 이는 의학의 역사와도 관련이 있다.

19세기에 의학은 많은 병상病狀을 정확히 설명할 수 있는 수준에 이르렀다. 병의 원인에 대해서만 불확실한 부분이 있었다. 이를테면 병이 미아즈마Miasma, 즉 부패한 물질에서 나오는 나쁜 공기로 인해 생긴다는 설이 널리 퍼져 있었다.

로베르트 코흐Robert Koch라는 젊은 의사는 이런 억측들을 옹호하고 싶지 않아서 이 문제를 과학적으로 철저히 규명하기로 결심했다. 그는 처음에 수많은 가축의 목숨을 앗아간 탄저병을 연구했다. 죽은 가축들의 조직을 현미경으로 관찰한 결과 탄저균Bacillus anthrax이라는 박테리아를 발견했고, 이 박테리아를 배양해 쥐에게

주입하자 쥐가 탄저병에 걸려 죽고 말았다. 죽은 쥐의 조직에 탄저
균이 우글거렸다. 코흐는 다시 탄저균을 분리해 다른 쥐에게 주입
했다. 그 쥐 역시 죽었다.

몇 달이 지나고 수많은 쥐가 죽고 난 후에야 비로소 탄저병이
박테리아에 의해 발생하고 감염된다는 사실이 입증되었다. 병의
세균 원인설이 확립된 것이다. 박테리아가 병원체였음이 확실하
게 밝혀졌다.

그로부터 수십 년 후에 로베르트 코흐는 19세기 사람들이 두려
워했던 병을 일으키는 균을 발견했는데, 바로 결핵균이었다. 그 후
로 박테리아들이 줄줄이 발견되었다. 한센병, 임질, 티푸스, 콜레
라, 페스트 등의 병을 일으키는 원인인 박테리아는 인류에게 끊임
없이 채찍질을 가했다. 박테리아는 병원체이자 죽음의 사자였다.

박테리아의 정체를 밝히는 단계에서 제거하는 단계로 옮겨갔
다. 영국의 외과 의사 조지프 리스터Joseph Lister는 최초로 수술실을
석탄산 스프레이Carbolspray로 멸균 소독한 인물이다. 수술실 멸균
처리는 수많은 생명을 구했다. 정치적으로 옳지 않은 표현이지만
수십 년 동안 '카르볼모이제Carbolmäuse(석탄산 쥐들)'라고 불렸던 수술
실 간호사들이 멸균을 담당했다.

1940년대에 항생제의 승리 행렬이 시작되었다. 드디어 박테리
아를 박멸함으로써 감염병을 치료할 수 있는 시대가 열린 것이다.
의심의 여지없이 항생제의 발견은 의학사에 이정표를 세운 일대

사건이었다. 이 행렬은 세균학을 상당히 전투적인 학문으로 만들었다. 사람들은 최대한 계획적으로 퇴치하고 박멸하기 위해 미생물을 연구했다.

지금도 일부 미생물학 연구실에서는 일반인 청중들을 대상으로 인상적인 쇼를 한다. 이 단순한 실험에 참여한 사람들은 깨끗하게 손을 씻어야 한다. 그리고 특별 제작된 플레이트에 손바닥을 갖다 댄다. 특수 현미경을 이용해 손바닥에 박테리아가 여전히 남아 있음을 눈으로 확인한다. 이 사실은 청중들의 뇌리에 깊이 박히고 등골은 오싹해진다.

손을 아무리 깨끗이 씻어도 세균은 완전히 사라지지 않는다. 그러나 겁낼 필요 없다. 지극히 정상적이기 때문이다. 자연환경이 원래 이렇다. 멸균은 수술실에서 추구하는 목표다. 일상생활의 환경은 다르다. 우리 피부에는 항상 박테리아들이 살고 있고, 그래야 한다. 이 사실에 우리가 익숙해져야 박테리아들과 친해질 수 있다. 박테리아는 우리 안에 있다.

가까울수록 좋은 미생물 친구들

인간에게 질병을 일으키는 박테리아는 채 100종도 되지 않는다. 그중 대부분은 매우 보기 드물다. 반면 우리는 수천 종의 박테리아와 조화롭게 서로 도움을 주고받으며 살아간다. 우리는 수십 년간 군사학, 즉 싸움에 집중하다가 우리 몸 안의 작은 동거인들과 어떻게 평화롭게 지낼 것인지 겨우 연구를 시작한 단계다.

언제 어디서나 미생물들을 일부러 퇴치할 필요는 없다. 우리가 수술실을 멸균 상태로 유지하기 위한 노력은 합리적이다. 하지만 개개인의 집에는 미생물들이 어느 정도 있어도 괜찮다. 문제는 오히려 일반 가정에서 미생물들이 점점 줄어든다는 것이다.

우리는 수십 년 전부터 전 세계적으로 알레르기 및 자가면역 질환의 증가를 관찰해왔다. 더 정확하게 말하면, 이 현상은 도시에서 자란 아이들에게서 두드러지게 관찰된다. 농가에서 자란 사람들에게는 대부분 낯선 질환들이다. 1970년대 일부 연구자들의 이 주장은 '위생 가설Hygiene hypothesis'이라는 이름으로 알려졌다.[1]

농가에서 성장한 아이들은 세균이 적고 깨끗한 도시 환경에서 성장한 아이들보다 다양한 균들에 노출된 채 지낸다. 농촌 아이들의 면역 체계는 어릴 때부터 낯선 균과 자신의 조직을 구분하도록 훈련된다. 반면 도시 아이들의 면역 체계는 주변에 균들이 없어서 할 일이 없기 때문에 낯선 균들을 다루는 데 서툴고 점점 변덕스러워진다. 싸울 적이 없기 때문에 신체 고유의 조직에 저항하는 것이다. 그래서 자가면역 질환이 생긴다. 신체에 무해한 외부 자극들에도 지나친 반응을 보이는 이유다. 알레르기의 병상도 마찬가지다.

미생물과 인간의 공동생활은 언제부터 시작될까? 우리는 세상에 태어난 순간부터 몸 안에 있는 엄청난 양의 미생물을 받아들인다. 엄마의 배 속에는 균이 없다. 실제로 자궁의 양수는 수술실과 다를 바 없는 멸균 상태다. 태아가 세상으로 나오는 통로는 엄마의 질이다. 이곳에는 세렝게티의 야생동물보다 많은 수의 미생물이 살고 있다. 대표 거주자는 단연 유산균이다. 유산균은 최초의 동거인으로서 우리가 출생한 직후부터 우리의 피부, 특히 우리의 장에서 서식한다.

엄마의 질을 통해 세상으로 나오는 신생아가 점점 줄어들고 있다. 수십 년째 제왕절개 출산율이 꾸준히 증가하고 있다. 원칙적으로 제왕절개가 아이에게는 무리가 덜 간다. 병원의 수익 측면에서도 제왕절개 분만은 공제율이 높기 때문에 이익이 크다. 하지만 제왕절개로 분만할 경우 인간에게 중요한 질균이 아이의 몸 안팎까지 도달하지 못한다. 소아과 의사들이 오래전부터 관찰해온 현상이다. 실제로 도시 아이들처럼 제왕절개로 태어난 아이들에게 천식과 알레르기가 더 많이 발생한다. 필요한 균이 부족하면 면역 체계가 정상적으로 작동하지 않는다.

산부인과에서는 간단한 트릭으로 이 문제를 해결한다. 붕대를 여성의 질에 넣고 몇 시간 동안 방치했다가 이 붕대로 신생아의 피부와 입을 닦아주는 것이다. 다소 불결하게 느껴질 수도 있겠으나, 이는 근본적인 사고의 전환이 일어났다는 표시에 불과하다.

몇 년 전만 하더라도 사람들은 아이들에게 최대한 박테리아가 없는 환경을 만들어주기 위해 노력했다. 하지만 지금은 일부러 박테리아가 있는 환경을 만들어주고 있다. 아이들에게 필요한 최소한의 박테리아들을 남겨놓는 것이다.

아이들은 처음에는 모유와 주변 환경을 통해, 나중에는 음식을 통해 장내 마이크로바이옴이 점점 복잡해지고 개성도 뚜렷해진다. 세 살 무렵이면 모든 사람이 자기만의 고유한 마이크로바이옴을 갖게 된다.

장과 뇌 사이의 긴밀한 소통

장내 마이크로바이옴의 구성은 마치 지문처럼 개성이 뚜렷하다. 그만큼 우리의 건강에 다양한 영향을 끼치고 있다. 장내에서 1천 가지 이상의 다양한 박테리아가 검출된다. 학자들이 오랫동안 고수해온 추측과 달리, 대장균은 장내에서 가장 큰 그룹을 차지하지 않는다. 대장균은 소화관에 있는 박테리아 중 1퍼센트에 불과하고, 마이크로바이옴 중에서도 비주류에 속한다. 장내에 서식하는 박테리아 중 가장 큰 그룹은 의간균류, 후벽균류, 방선균류다.

마이크로바이옴 연구를 통해 알려진 최초의 사실은, 날씬한 사람들에게는 없고 과체중인 사람들에게만 있는 마이크로바이옴이 있다는 것이었다. 이는 큰 관심을 불러일으켰다. 실제로 비만인 사람들의 장에는 후벽균류가 많고, 날씬한 사람들의 장에는 의간균류가 주를 이루었다.[2]

항상 '닭이 먼저냐, 알이 먼저냐' 하며 따지기 좋아하는 사람들이 있기 마련이지만, 정말 무엇이 원인이고 무엇이 결과일까? 특수한 마이크로바이옴 때문에 과체중이 된 것일까, 과체중이라서 특수한 마이크로바이옴을 갖게 된 것일까? 대부분의 학자가 첫 번째 주장을 지지한다.

영양 성분의 분해는 소화기관에서 단독으로 처리하기에는 너무 벅찬 작업이다. 우리 몸은 다른 무엇보다 분해를 잘할 수 있는 박테리아들을 키워왔는데, 대개 장에 몰려 있다. 일부 박테리아들은 복잡한 분자들을 분해한 후 우리 몸에 추가 연료를 공급하는 데 진정한 달인이다. 오랫동안 식량 부족에 시달려온 인류였기에 이는 당연히 환영받는 특성이었다.

하지만 지금은 식량 과잉으로 인해 과체중인 사람이 넘쳐난다. 과거에는 음식의 마지막 칼로리까지 가져가는 박테리아를 장에 많이 보유한 사람이 생존 가능성 높았지만, 지금은 그렇지 않다. 더 빨리 살이 찔 뿐이다. 축복받은 생명의 구원자에서 달갑지 않은 뚱보 박테리아로의 인식의 변화는 작은 걸음에 불과하다.

박테리아는 음식물을 다양하고 효율적으로 활용함으로써 우리의 체중에 영향을 끼친다. 뿐만 아니라 우리의 공복감과 포만감에도 직접적으로 관여한다. 쉽게 말해, 장내균은 우리의 뇌를 제어한다.

물론 박테리아가 뇌에 직접 도달하는 것은 아니다. 다행히 혈액-뇌 장벽이 이를 막아준다. 혈액-뇌 장벽은 투과하기 어려운 막으로, 인간의 민감한 중추신경계를 보호하고 혈액으로부터 낯선 균과 독성 물질이 관통하는 것을 막아준다. 그런데 이곳에서는 우리의 장내균들도 해를 끼칠 수 있다.

혈액-뇌 장벽은 많은 신경전달물질, 즉 뇌를 위한 전달물질을 아주 잘 통과시킨다. 이 신경전달물질들은 배고픔과 포만감 같은 감정들까지 조절한다. 이는 장내균에 매우 중요한 기능이다. 우리가 아무것도 먹지 않으면 장내균의 활동 공간도 차가운 상태로 유지되는데, 미생물들은 이런 상태를 좋아하지 않는다. 그래서 미생물들은 혈액으로 신경전달물질이나 이전 단계의 물질을 분비시킨다. 이렇게 미생물들은 뇌에서 배고픔의 신호를 발생시킨다.

우리는 뇌에서 가장 중요한 호르몬들 가운데 하나를 이미 상세히 알아보았다. '행복 호르몬'이라고 불리는 세로토닌이다. 세로토닌은 도파민처럼 일종의 보상으로 분비된다. 당신이 잘한 일이 있는가? 그러면 세로토닌 수치가 증가한다. 이 원칙에 따라 개를 훈련할 수도 있다. 명령을 제대로 수행했을 때 개에게 꿀과자를 주는 방식으로 훈련하면 학습 속도가 매우 빠르다.

같은 방법으로 박테리아도 인간의 뇌를 훈련할 수 있다. 혹시 저녁마다 냉장고 앞으로 달려가 무언가를 먹고, 장내균에게 야식으로 스낵을 바치고 있는가? 이런 경우 이미 보상으로 세로토닌을 혈액으로 내보낸다. 대부분의 장내균은 바로 세로토닌을 생산하지 않고 전 단계 물질인 티로신과 트립토판을 생산한다. 이 물질들은 더 쉽게 생산되고, 혈액-뇌 장벽을 통해 더 쉽게 도달하며, 뇌에서 세로토닌으로 재가공된다.[3]

꿀과자 효과도 마찬가지다. 이 세상에는 인간의 환상을 파괴하는 것들이 넘쳐난다. 장내균은 우리가 애완견에게 막대기를 가져오도록 훈련하는 것과 같은 방식으로 우리로 하여금 음식을 먹도록 유도한다. 매우 염려되는 일이지만 사실이다. 장내균에게도 단순한 일이 아니다. '인간을 통해 더 많은 음식물을 섭취하는 것이 장내균에게 더 나은 삶이다'라는 등식은 제한적인 조건에서만 성립되기 때문이다.

많이 먹으면 대변의 양도 그만큼 늘어난다. 그렇게 2조 마리의 장내균은 밖으로 쫓겨난다. 장내균은 쫓겨나길 원치 않는다. 그래서 역 전략으로 음식물을 섭취한 후 약 20분 뒤에 고아 신세가 될 대장균들이 단백질 분해 효소인 프로테아제 등급의 특별한 호르몬을 생산한다. 프로테아제는 뇌에서 전형적인 포만 호르몬으로 작용하는 펩티드Y를 다시 자극한다.[4] 지금까지 매일 일상 속에서 부득이하게 내쫓긴 대장균들에게 감사해야 한다.

소화관의 기발한 방어 전략

마이크로바이옴은 인간의 신진대사뿐만 아니라 면역 체계와도 밀접한 관계를 맺으며 다양한 상호작용을 한다. 놀랄 일이 아니다. 외부 세계를 내부 세계로 만드는 일은 인간의 장에게 주어진 임무다. 장에 음식물을 공급하고, 각각의 영양소로 분해하며, 이 영양소들을 혈관계로 끌어들여 연료와 필수영양소로 활용되는 장소로 이동시킨다. 낯선 것이 내 것으로 바뀌는 과정이 소화다. 실제로 매우 복잡한 프로세스다. 위험하기도 하다. 음식물을 통해 공급되는 모든 것이 이로울 수는 없기 때문이다. 음식물에는 독소나 질병을 일으키는, 몸에 해로운 미생물도 들어 있다. 이 모든 것을 면역 체계가 관리한다.

면역 체계는 우리의 신체를 전부 감시하지만 어디에도 존재하지 않는다. 우리 신체와 미생물들을 분리하는 경계는 상피세포층으로 이루어져 있다. 장은 외부 세계와의 만남이 이루어지기 때문에 신체 중에서 가장 상처 입기 쉬운 곳이다.

이 경계를 인간의 몸은 어떻게 지킬까? 먼저 우리 몸은 점액, 즉 감기에 걸렸을 때 코를 막히게 하는 끈적끈적한 액체를 이용한다. 이 점액은 뮤신으로 이루어졌다. 뮤신은 분해된 당과 단백질 분자로 이루어진 거대한 분자다.

점액은 낯선 균들을 막아주는 거대한 방어벽으로서 물리적 장벽처럼 작용한다. 박테리아가 이 장벽을 뚫고 들어가기란 거의 불가능하다. 그래서 우리는 외부 세계에 집중 노출된 조직을 점막으로 덧입혀놓는다. 인간의 경우 장, 폐, 코, 성기가 점막으로 싸여 있다. 인간 외에도 많은 동물이 이와 동일한 보호 메커니즘을 이용한다. 두꺼비는 전신이 점막으로 뒤덮여 있다.

그러나 보호벽에만 의존해서 살아갈 수는 없다. 적극적으로 활동하는 수비군도 필요하다. 그래서 우리 몸속의 점막층에는 바이러스들이 자리를 잡고 있다. 독감, 코로나19, 에이즈 등을 일으키는 몇몇 바이러스로 인해 바이러스에 대한 이미지가 좋지 않지만, 대부분의 바이러스는 인간에게 무해하다.

바이러스는 오히려 박테리아를 공격한다. 박테리아를 숙주세포로 삼는 바이러스를 박테리오파지bacteriophage라고 부른다. 그러나 박테리아를 막기 위해 점막으로 둘러싼 방어벽에 최악의 적들을 포진시키는 것은 비열한 전략이다. 우리는 박테리아뿐만 아니라

바이러스와도 공생 관계에 있기 때문이다.

많은 학자가 바이러스에 마이크로바이옴의 수까지 합산해야 한다고 제안한다. 수치는 약간 달라질 것이다. 우리 몸에 살고 있는 박테리아는 수조 개이고, 바이러스는 무려 수백 경에 달한다. 사실 바이러스는 생물로 취급되지 않는다. 자체 신진대사를 하지 못하기 때문이다. 어쨌든 마이크로바이옴이 생물이든 아니든 간에 우리는 수백 경의 바이러스와 공동체를 이루며 살고 있다.

다시 방어벽으로 돌아가자. 아주 노련한 미생물들이 바이러스들이 점령한 점막과 상피세포층을 물리치는 데 성공할 경우, 한편에서는 최후의 수비군들이 투입되길 기다리고 있다. 림프구나 대식세포 같은 방어 세포들이 언제 침입할지 모를 낯선 균들을 막기 위해 혈액 속에서 상시 정찰하고 있다.

장은 광범위하고 기발한 고효율의 박테리아 방어 체계를 갖추고 있다. 그중에서 박테리아를 박테리아로 막아내는 체계는 가장 효과적이고 특별하다. 장은 표면에 자신에게 무해한 박테리아들을 정착시킨다. 박테리아들은 그곳에서 어떤 방해도 받지 않은 채 번식한다. 이 박테리아들은 머릿수로 밀어붙이며 장의 상피세포층을 점령하고 유해균들이 정착하지 못하게 방해한다. 쉽게 말해, 양으로 승부한다. 이 같은 방어 전략을 전문 용어로 '집락 보호'라고 한다.[5] 바로 박테리아의 생존법이다.

다민족 국가를 통치하는 일은 결코 쉽지 않다. 사소한 일이 평화

공존 상태를 긴장 관계로 바꿀 수 있다. 장에서도 마찬가지다. 공생symbiosis에서 장내 세균 불균형dysbiosis으로 변할 수 있다. 전형적인 장내 세균 불균형으로 염증성 장 질환이 나타난다.

- 궤양성 대장염과 크론병이 대표적이다. 특징은 만성 염증으로 인한 만성 통증, 설사, 체중 감소, 피로감이다.
- 정의가 불명확한 병상들은 장내 세균 불균형으로 마이크로바이옴에 이상이 생겼거나 염증을 부추기는 박테리아들의 지배를 받는 경우가 대다수다. 장누수증후군은 엄격한 감시가 이루어지는 장과 혈관계 사이의 경계에 구멍이 생겨 나타나는 증상이다. 박테리아들의 독성이 혈관으로 침투해서 여러 통증을 유발해 만성 염증 상태가 된다.[6]

역치가 낮은 염증 프로세스가 결정적인 노화 인자라고, 신경퇴행성 질환과 정신 질환을 유발하는 데 유리한 환경을 제공한다고 여러 차례 강조했다.

만성 염증을 일으키는 주요인 중 하나가 소화계다. 소화계는 장하나만 일컫는 개념이 아니다. 소화 프로세스는 구강에서 시작된다. 만성 염증의 주원인 치주염이 바로 여기에서 생긴다. 만성 잇몸 질환을 앓는 사람은 심근경색에 걸릴 위험이 몇 배나 높다. 최근 알려진 바에 따르면, 심근경색이 치매에 걸릴 위험을 높인다고 한다.[7] 염증으로 인해 발생하는 유해한 대사물, 소위 호염증성 사이토카인이 온몸을 가득 채우기 때문이다.

우리의 뇌는 '염증성 노화'를 겪는다. 따라서 치아를 관리하는 일은 단순히 잘 씹기 위해서뿐만 아니라 노화를 관리하는 차원에서도 중요하다. 만성 염증이 소화관, 길이가 7미터에 달하는 장의 대부분에서 건강과 노화에 영향을 끼치기 때문이다. 치아 관리는 결국 장 관리다. 어떻게 최적의 상태로 관리할 수 있을까?

예방적이고 핵심적인 장 관리법

　장 건강을 위한 요법들이 많이 소개되었다. 시작은 진단이다. 많
은 실험실에서 소위 마이크로바이옴 분석 서비스를 제공한다. 대변
샘플에서 각종 장내 미생물들이 각각 차지하는 비율을 분석한다.
이 분석 서비스의 전망은 매우 밝다. 하지만 현재 실질적으로 더 큰
효과를 얻을 수 있는 수준인지는 의문이다. 아직은 무엇이 정상적
인 마이크로바이옴이고 병든 마이크로바이옴인지 확실하게 구분
하지 못하기 때문이다. 의무적 기준을 세우기에는 박테리아 스펙트
럼이 너무 넓어서 무엇을 어떻게 다뤄야 할지도 불명확한 상태다.
　그럼에도 자신의 마이크로바이옴을 극대화하기 위한 노력이 필
요하다. 우선 장에 유익한 살아 있는 미생물, 즉 프로바이오틱스를
복용해야 한다. 건강보조 식품이나 요구르트를 섭취하든, 프로바
이오틱스 음료를 마시든 장에 계획적으로 더 많은 유익균을 공급

하자는 아이디어는 매우 합리적이다.

몇 가지 질문이 생길 것이다. 장에 공급된 박테리아들이 살아 있는 상태로 자신들이 살기에 적합한 장소에 도달할까? 하나의 박테리아 균주를 공급한다고 1천 종 이상으로 구성된 마이크로바이옴에 긍정적인 영향을 끼칠 수 있을까? 이에 대해서는 의심스러운 부분이 여전히 남아 있다.

마이크로바이옴 극대화주의자들은 서슴지 않고 이보다 훨씬 극단적인 요법들을 시도한다. 대변 이식은 만성 염증성 장 질환에 대한 치료 요법으로 정착되었다. 쉽게 말해 건강한 공여자의 대변을 환자의 병든 장에 이식하는 것이다. 미국에는 이미 체중 감량을 비롯해 안티에이징을 목적으로 대변 이식 요법 서비스를 제공하는 업체가 있다. 파워오브푸프The Power of Poop라는 기업인데, 직역하면 '대변의 힘'이라는 뜻으로 좀 지저분한 느낌이다.

정리하면, 마이크로바이옴 연구는 매우 흥미진진한 분야지만 현재 제공되는 치료 요법의 확실성은 상당히 떨어진다. 똥으로 금을 만들겠다는 의학계의 욕망이 크다는 것만큼은 확실하다.

장에 함께 살고 있는 존재들을 편안하게 해주기 위해 우리가 실제로 할 수 있는 몇 가지 예방 전략이 있다. 의학에서는 '닐 노세레Nil nocere' 원칙을 최우선한다. '아무것도 해치지 말라'는 뜻이다.

무엇이 나의 마이크로바이옴을 가장 많이 해치고 있을까? 답은 무비판적인 항생제 복용이다. 물론 항생제는 현대 의학의 무기고에서 가장 중요한 무기로, 많은 사람의 생명을 구했다. 하지만 항생제가 너무 흔하게 무분별하게 사용되는 것도 틀림없는 사실이다. 예를 들어, 감기에 걸렸거나 독감 바이러스에 감염되었을 때의 항생제 처방은 정말 쓸데없는 일이다. 둘 다 항생제가 아무 영향을 끼치지 않는 바이러스 질환이기 때문이다.

비유적으로 표현하면, 항생제는 민간인에게 막대한 피해를 일으킬 수 있는 대량살상 무기다. 사소한 감염에도 몸에 폭격을 퍼붓듯 항생제를 복용하면 도시만 파괴되고 정작 폭동을 일으킨 무리들은 멀쩡하게 살아 있는 셈이 되고 만다.

항생제에 저항력이 생기면 병원체에 무감각해질 수 있기 때문에, 전문가들은 수십 년 전부터 불필요한 항생제 복용을 경고해왔다. 마이크로바이옴 연구를 통해 새롭게 밝혀진 사실은, 항생제가 우리 몸과 조화를 이루며 서로 유익하게 공생하며 살 수 있는 박테리아들을 해치고 죽인다는 것이다. 공생 상태를 장내 세균 불균형으로 바꿔버린다.

항생제에 반대되는 개념은 프로바이오틱스다. 살아 있는 박테리아인 프로바이오틱스는 인간에게 유익하고, 음식을 섭취함으로써 체내에 공급할 수 있는 균이다. 이 아이디어는 항노화 의학의 위대한 개척자, 러시아의 면역학자이자 노벨상 수상자 일리야 메치니코프Ilya Mechnikov(1845~1916)가 처음 생각해냈다.

20세기 초 불가리아 농부들이 고령에도 매우 건강하다는 사실이 조명되었다. 메치니코프는 그들의 장수 비결을 우락유(버터밀크)와 요구르트 같은 발효 유제품이라고 주장했다. 발칸의 '회춘의 샘'을 발견한 것이다. 그는 자신의 통찰을 《생명의 연장Die Verlängerung des Lebens》이라는 책으로 발표하면서 최초의 프로바이오틱스 붐을 일으켰다. 그가 잘못 짚은 부분도 있지만, 요구르트가 건강에 좋다는 사실에는 변함이 없다.

요구르트가 건강에 좋은 이유는 우유가 요구르트로 변하면서 유산균을 통해 일어나는 발효 프로세스 때문이다. 유산균은 우리의 장에도 은인과 같은 존재다. 이 발효 프로세스는 식품에도 사용된다. 특히 아시아 요리에 발효 프로세스가 널리 보급되어 있다.

쾌락하는 인간으로서 여러분을 위한 미식 팁을 몇 가지 나누자면, 약국에서 프로바이오틱스 제품을 사지 말고 세계의 다양한 발효 음식을 이용하라는 것이다. 기분 좋게 살짝 소금 간을 한 튀르키예식 요구르트 아이란, 전형적인 일본식 된장국, 한국의 대표 음식 김치(유산균 발효 저장 채소 요리) 등이 있다. 지역 특유의 맛을 좋아하는 이들에게는 매우 독일적인 바이에른의 전통 음식 사우어크라우트(독일식 양배추 절임)를 추천한다. 일종의 발효 양배추 식품으로 건강에 정말 좋다.

프로바이오틱스보다 더 효과적인 프리바이오틱스가 있다. 프로바이오틱스는 살아 있는 박테리아인 반면, 프리바이오틱스는 유익균들이 즐겨 먹는 물질이다. 일단 프리바이오틱스는 식이섬유다. 식이섬유는 우리 몸에 매우 중요한 성분으로, 대장암을 예방하는 효과가 있다고 입증되기도 했다.

식이섬유가 정말로 중요한 이유는 공생 관계에서 특히 중요한 박테리아들에게 먹이를 제공하기 때문이다. 이눌린이 그런 식이섬유 가운데 하나다. 이눌린은 특히 양파와 치커리에 많이 함유되어 있고 건강보조 식품으로도 출시되어 있다. 과일과 채소가 풍부한 모든 음식에는 식이섬유가 풍부하다. 특히 식물성 섬유는 유익한 장내균들에게 미식의 메뉴를 제공한다.

이외에 마이크로바이옴의 다양성 역시 인간에게 중요하다. 종의 다양성이 풍부할수록 자연이 더 건강해지는 것처럼 우리 장도 마찬가지다.

지난 수십 년 동안 우리와 동거하는 미생물들의 종의 다양성이 지속적으로 감소하는 현상이 관찰되었다. 특히나 코로나 팬데믹으로 인해 균이 없는 환경이 건강하다는 인식이 굳어졌다. 거리두기, 신체 접촉 피하기, 깨끗하게 손 씻기 등이 요구되었다. 급성 바이러스 감염을 피하기 위한 합리적인 대책일 수는 있겠으나, 건강한 마이크로바이옴을 만드는 데는 도움이 되지 않는 원칙이다. 건강한 마이크로바이옴 조성을 위해서는 무균 상태보다 다양성이 중요하기 때문이다.

장내균이 적을수록 병들기 쉽다

장내 세균총의 위축과 당뇨, 비만증, 자폐증 등의 질병들 사이에 상관관계가 점점 높아지고 있다.[8] 특히나 'WEIRD 사회'에서 많이 발병한다. WEIRD는 서구의western, 교육받은educated, 산업화된industrialized, 부유하고rich, 민주적인democratic의 머리글자로 구성된 단어다.

WEIRD 사회의 특징으로 위생 강박, 주변의 균들을 모두 제거하는 행위, 잦은 항생제 복용과 공장에서 생산된 무균 음식 소비 등을 꼽을 수 있다. 당뇨와 비만 같은 병들이 발생하기 유리한 환경이다. 반면 탄자니아의 하드자족처럼 전통 사회의 구성원들이 가진 마이크로바이옴에서는 종의 다양성이 훨씬 강하게 나타난다. 이들에게 당뇨 같은 질병은 완전히 낯선 것들이다.

자폐증의 경우 장의 마이크로바이옴과 직접적인 상관관계가 있는 것으로 보인다. 자폐증의 원인은 아직도 규명되지 않았으나 전 세계적으로 계속 증가하는 추세다. 다양한 강도와 특징으로 현재 약 7천만 명이 자폐증을 앓고 있다. 자폐증 환자는 공통적으로 사회적 협력과 소통 영역의 결핍이 두드러지기 때문에 다른 사람의 생각과 감정을 이해하는 데 어려움을 겪는다. 일부는 놀라운 천재성을 보이지만 사회에 적응하거나 직업적으로 성공하기 매우 어렵다.

지난 수십 년간의 연구에서 장내 세균 불균형과 자폐증 발병 간에 상관관계가 성립된다는 사실이 입증되었다.[9] 식단 조절과 특정 미량 영양소(이를테면 오메가3지방산) 섭취를 통해 장내 세균 불균형뿐만 아니라 자폐증 증상이 개선되었다. 놀라운 사실은 자폐증이 여전히 불치병으로 여겨진다는 점이다. 아직 검증된 '자폐증 식이요법'은 없지만, 자폐아의 부모들은 다양한 형태의 식단을 실험하고 있다. '장-뇌 축'이 우리 건강에 얼마나 중요한지 그 이상을 보여주는 사례다.

종의 다양성을 강화하기 위해 우리는 무엇을 할 수 있을까? 단순하면서도 안전한 방법이 있다. 배우자 혹은 연인과 키스를 더 많이 하라. 네덜란드의 연구 결과, 키스할 때마다 8천만 마리의 박테리아가 주인을 바꾼다는 사실이 입증되었다.[10] 이것이야말로 정말 간편하게 우리의 마이크로바이옴을 풍요롭게 만드는 방법이 아닌가! 키스 외에도 서로의 체액을 교환할 수 있는 방법이 있다.

장내균들은 오랫동안 어둠 속에서 주목받지 못하는 삶을 살다가(이들이 사는 곳에는 한 번도 햇빛이 비친 적이 없다) 이제야 학문적 관심을 받으며 빛을 받고 있다. 수십 년 전부터 유행하는 학문으로서 마이크로바이옴 연구 결과는 종종 과장되기도 한다. 마이크로바이옴 마니아들도 이를 부추겼다.

의학에서 유행은 종종 규칙성을 보인다. 과학이 큰 진보를 이룰 때마다 모든 것을 당시 유행하는 학문의 관점에서 해석하려는 경향이 있다. 21세기로 넘어오는 시기에 인간의 게놈이 완전히 해독되었을 때 사람들은 유전자로 모든 문제를 해결할 수 있을 것처럼 생각했다. 지금은 미생물들이 우리를 현혹한다. '내가 무엇을 해야 할까?—내 유전자에 쓰여 있다'가 이제는 '나는 아무것도 할 수 없다.—내 장내균에 모든 책임이 있다'로 바뀐 것이다. 이 관점 역시 언젠가 바뀔 것이고, 이는 좋은 일이다.

아무튼 '우리 몸 안에 많은 것이 있다'는 사실을 깨달아야 한다. 그리고 이들과 협력해야 한다. 모든 인간은 산호초, 열대우림, 도시공원의 연못처럼 고유한 생태계다. 이를 이해한다면 생태계를 더 소중하고 책임감 있게 다뤄야 한다.

젊음은 오래! 노년은 행복하게!

* 인간은 개체가 아니라 거대한 생태계다. 인간의 절반은 인체 세포, 절반은 박테리아로 구성되어 있다.

* 우리 몸의 박테리아는 결코 얌전하기만 한 동승자가 아니다. 박테리아들은 우리의 건강을 위해 소화에서 면역에 이르기까지 다양한 임무를 수행한다. 심지어 신진대사물로 우리의 뇌에까지 영향을 끼친다.

* 우리 몸 안에서 중요한 역할을 수행하는 박테리아를 아무 이유 없이 해치면 안 된다. 무엇보다 불필요한 항생제 복용을 피해야 한다.

* 유익균들이 좋아하는 음식, 즉 식이섬유를 통해 유익균을 체내에 공급할 수 있다. 프로바이오틱스와 발효 식품이 마이크로바이옴을 건강하게 유지하는 데 도움이 된다.

* 모든 생태계와 마찬가지로 우리의 마이크로바이옴 역시 종의 다양성이 클수록 더 건강해진다. 위생에 대한 지나친 강박은 아무에게도 도움이 되지 않는다. 생명체는 멸균 상태가 아니기 때문이다.

7장

DNA는 잘못이 없다

: 유전자와 노화의 상관관계

JUNG BLEIBEN IST
KOPFSACHE

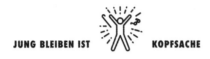

항노화 의학에서 반복적으로 제기되는 질문이 있다. 유전자는 어디까지 노화에 관여하고, 노화는 생활양식으로부터 어디까지 제한받는가? 이 질문에 대한 모범답안은 좀 길다.

유전적 체계는 노화 프로세스에 최대 30퍼센트 정도 관여한다. 나머지 70퍼센트는 식사, 운동, 환경적 영향 등이다. 1990년대에 이루어진 소위 '쌍둥이 연구'에서 이에 대한 증거들이 충분히 입증되었다.[1]

현재 밝혀진 지식에 따르면, 이 모범답안도 틀리지는 않다. 다만, 질문이 잘못되었다. 이 질문은 유전적 체계와 생활양식을 서로 뚜렷하게 구분한다. 오랫동안 우세한 견해였지만, 그 사이에 우리는 더 많은 사실을 발견했다.

유전적 체계와 환경은 동전의 양면 관계가 아니다. 오히려 환경이 우리의 유전자에 더 큰 영향을 끼친다. 우리가 먹는 것, 사는 곳, 사는 방식 등이 우리의 유전적 요인에 장기적으로 영향을 미친다. 우리의 머릿속에서 일어나는 모든 일도 마찬가지다. 정신 나간 소리처럼 들리겠지만, 우리는 생각으로 유전자에 영향을 줄 수 있다. 실제로 그렇다.

20년 전만 하더라도 이 주장은 학계에서 비웃음을 샀다. 지금은 당연하게 받아들여지지만 말이다. 무엇보다 유전학에 대한 이해가 새로운 차원에 도달했기 때문이다. 그사이 고전유전학에서 후성유전학이 파생했다. 후성유전학은 기존의 유전 프로세스뿐만 아니라 노화 연구에도 혁명을 일으키며 막대한 영향을 끼쳤다.

후성유전학의 등장

    고전유전학의 역사는 19세기 수도원의 정원에서 완두콩을 키우던 오스트리아 아우구스티노 수도회의 한 수도사와 함께 시작되었다. 그레고어 멘델Gregor Mendel은 여러 세대의 완두콩을 재배하며 색, 형태, 기타 특성을 분류하고, 새로 발견한 법칙들에 자신의 이름을 붙였다. 그렇게 멘델의 법칙은 유전학의 초석이 되었다.

    1950년대에 미국계 영국인 듀오 제임스 왓슨James Watson과 프랜시스 크릭Francis Crick이 유전학의 역사에 또 하나의 이정표를 세웠다. 두 사람은 유전정보 저장과 유전에 관여하는 DNA의 이중나선 구조를 규명했다. 이 구조는 나선형 줄사다리 모델을 통해 설명할 수 있다.

    그다음의 학문적 쾌거는 새천년의 시작과 동시에 인간게놈 프로젝트의 일환으로 추진된 유전자 코드 완전 해독의 성공이다. 약

10년 동안 전 세계의 많은 연구소가 이 프로젝트에 참여해 인간의 DNA에 저장된 약 30억 개 염기쌍의 서열을 완전히 해독했다. 나선형 줄사다리 모델에서 염기쌍들은 디딤판이다. 세기의 과학 프로젝트는 끝났고, 새로운 '게놈 시대'를 앞두고 있었지만, 좀 더 기다려야 했다.

소수의 희귀 질환들만 각각의 유전적 차이에 의해 발생했고, 다수가 앓는 질환인 국민병과 노인병은 예상보다 유전적 영향이 적은 듯했다. 또 우리의 DNA에 있는 유전자 수도 생각보다 적었다. 인간게놈 프로젝트 이전에 유전자 수를 약 10만 개라고 가정했는데, 현재 추산된 바로는 2만 개가 채 되지 않는다. 반면 옥수수의 유전자 수는 이보다 많다.

얼마 후 인간이라는 생명체의 복잡성과 유전자 수는 관련이 없다는 사실이 밝혀졌다. 복잡성과의 관련은 조절과 상호작용에 있다. 이를 위한 제어 체계 역시 과거에는 소수의 학자만 관심을 보였지만, 현재는 주도적인 학문이 되었다.

DNA에 저장된 정보 외에 우리의 유전자에 영향을 끼치는 또 다른 체계가 있다는 사실이 점점 확실해졌다. 《인간은 유전자를 어떻게 조종할 수 있을까》에서, 과학 저널리스트 페터 슈포르크Peter Spork는 이를 '제2의 코드'라고 불렀다.[2] 이 책은 당시 미지의 학문과 다름없던 후성유전학을 널리 알리는 계기를 마련했다.

후성유전학을 한 문장으로 정의한다면 'DNA 자체의 변화에 기인하지 않고 딸세포에 유전되는 유전자 기능을 연구하는 학문'이라는 표현이 가장 정확하다. 물론 상세한 설명이 더 필요하다. 또 약간의 기초 지식이 있으면 더 잘 이해할 수 있다. 유전자 코드는 염기쌍의 형태로 DNA에 저장된다. 대부분의 경우 트리플렛 코드triplet code(세 개의 연속된 염기 배열)가 특정한 아미노산에 대한 정보를 구성한다. 이런 아미노산들로부터 우리의 생명을 구성하는 물질인 단백질이 형성된다.

처음에 정보는 DNA에서 전령RNA messenger RNA, mRNA로 옮겨진다(전사, transcription). mRNA는 전령으로서 전문화된 세포 소기관에 해당 설계 지침을 보내고, 여기에서 설계도에 따라 단백질이 구성된다(번역, translation). 이 설계 지침은 모든 세포에 동일하게 존재하며 평생 안정적으로 유지된다. 변화는 돌연변이가 발생할 때만 일어나는데, 대부분 DNA 손상에 의한 것이다. 손상은 자유라디칼(공격적인 신진대사 중간 산물) 혹은 방사선에 의해 유발된다. 손상으로 인한 돌연변이는 아주 우연히 나타나고, 대부분의 경우 크게 중요하지 않다.

그러나 돌연변이로 인해 변화가 나타나는 경우 대부분 생명체에 해가 된다. 돌연변이는 암 같은 질환을 일으킬 수 있는데, 대부분 우성이기 때문이다. 생명체에 유리한 돌연변이는 아주 드물다. 이는 고전적인 다윈의 진화 원칙을 바탕으로 한다. 호모 사피엔스로 진화시킨 마지막 돌연변이는 지금으로부터 약 6천~7천 년 전에 나타났다. 이 돌연변이는 락타아제 효소(유당 분해 효소)와 관련이 있다.

원래 인간은 유당 불내성 혹은 락타아제 불내성의 상태로, 성인이 되면 유당 불내성 때문에 우유를 소화시키지 못하는 것이 정상이었다. 신석기 시대에 락타아제 효소가 우연히 소장의 유당을 분해하는 돌연변이를 발생시켰고, 덕분에 새로운 영양 공급원이 개발되었다. 가축 사육자들은 스스로 에너지를 공급받기 위해 염소와 소의 젖을 이용했고, 만성적인 영양 결핍에 시달리던 시대에 이 변화는 큰 이득으로 작용했다. 그 결과, 돌연변이의 위치는 점점 확고해졌다.

이 변화는 가축을 사육하는 곳에서만 일어났는데, 유럽과 북아메리카가 이에 해당한다. 아시아와 아프리카에서는 지금도 유당 불내성이 정상적인 상태다. 진화의 역사를 확인한 이유는 진화가 이론적 혹은 역사적 개념이 아니라는 사실을 보여주기 위해서다. 진화는 지금도 여전히 인간에게서 일어나고, 계속 이동하고 있다. 인간이라는 종에게 유리한 우연한 돌연변이가 또 나타나기까지는 수천 년이 걸릴 수 있다. 하지만 후성유전학, 즉 진화에 빨리 개입할 수 있는 일종의 신속 대응 부대도 있다.

후성유전학epigenetics(그리스어로 'epi'는 '덧붙여'라는 뜻)은 우리의 유전자에 영향을 끼친다. 후성유전학 체계에서는 DNA의 염기쌍의 순서에 변화를 일으키는 방식이 아닌, 어떤 유전자는 읽고 어떤 유전자는 읽지 않을지를 조절한다. 이런 후성유전학적 조절에 몇 가지 프로세스가 있다.

- 첫 번째는 메틸화로, 가장 중요한 프로세스다. 이와 동시에 단일 프로세스에서 결정되는 탄소 원자 1개와 수소 원자 3개로 이루어진 화학 분자들, 소위 메틸기$_{-CH_3}$가 DNA에 부착된다. 메틸기는 일종의 멈춤 표시처럼 작용한다. 메틸기가 달라붙어 있는 곳에서 DNA는 더 이상 읽히지 않는다.

- 두 번째는 히스톤 수정이다. DNA는 대부분 고유의 형태인 이중나선 구조를 나타내지만 실제로는 단백질에 돌돌 감겨 있다. 이것은 우리가 케이블 드럼에 전기 케이블을 돌돌 마는 것과 비슷하다. 이 케이블 드럼 단백질을 히스톤이라고 한다. DNA가 케이블 드럼에 딱 달라붙어 있는지 느슨하게 달라붙어 있는지에 따라 정보가 읽힐 수도 있고 읽히지 않을 수도 있다. 여기에서도 후성유전학 체계가 영향을 끼친다.

- 세 번째는 mRNA와 관련이 있는데, 다소 복잡하다. 여기서 mRNA들은 매우 유사하지만 다른 RNA 분자들을 통해 중화된다. 우리는 이와 유사한 현상을 물리학에서 배운 적이 있다. 유사한 길이의 파동들이 서로 만났다가 소멸되는 간섭 현상이 그것이다. 이 경우에는 'RNA 간섭'이라고 한다. RNA 간섭으로 인해 DNA에서 정보가 읽힌 후 세포에 후성유전학적 영향을 미칠 수 있다.

이 모든 소모적인 프로세스는 어떤 목적으로 사용될까? 첫째, DNA에 놓인 정보를 정확하게 조절하는 데 쓰인다. DNA 코드는 모든 세포가 동일하다. 하지만 인간의 조직은 다양하고 조직마다 200개가 넘는 다양한 세포 유형이 있다. 간 세포는 피부 세포나 뇌의 신경세포와 전혀 다른 과제를 수행한다. 따라서 후성유전학적 체계의 첫 번째 기능은 각 세포에서 다양한 조직이 발달할 때 올바른 과제를 할당하는 것이다. 다르게 표현하면, 각 세포가 자신에게 주어진 과제를 정해진 장소에서 수행할 수 있도록 설계 지침서를 작성하는 것이다. 이외의 다른 모든 정보는 차단된다.

하지만 후성유전학적 영향은 이보다 훨씬 광범위하다. 후성유전학 체계는 개인의 게놈이 각각의 환경 조건에 즉시 적응하도록 돕는다. 완전히 새로운 개념이자 혁명적 통찰로, 이는 과거에 독일 국방군(1935~1945년 나치 독일군)이 수치스러운 방법으로 얻은 결과이기도 하다. 독일 국방군은 1944~1945년 겨울에 네덜란드 영토의 대부분을 점령하고, 국민들에게 최소한의 식량 배급만 허용했다. '네덜란드의 배고픈 겨울'로 역사에 기록된 식량난이었다. 이 끔찍한 시절에도 아이들은 태어났다. 네덜란드답게 당시 출산원은 출생한 태아들의 체중을 꼼꼼히 문서화했다. 이 기록에 따르면, 많은 신생아가 저체중으로 태어났다. 산모가 배고픔에 시달린 경우, 아이들은 출산 예정일에 태어났지만 저체중 현상이 두드러졌다.

그로부터 40여 년 후 영국의 의사이자 유행병학자(역학자) 데이비드 바커David Barker는 영양 결핍을 겪은 신생아들이 나중에 어떻게 되었을지 관심을 갖게 되었다. 이 아이들은 평생 작고 저체중이었을까? 바커는 이 배고픈 겨울을 지나온 아이들을 100명 이상 찾아냈고 연구에 착수했다. 처음에 해당 아동 중 저체중자가 한 명도 없다는 사실에 그는 깜짝 놀랐다. 게다가 이들 중 다수가 심각한 과체중과 그로 인한 2차질환인 당뇨병과 심혈관계 질환 등을 앓고 있었다. 통계적 관점에서 신생아 때 저체중이었던 사람들의 과체중 비율이 일반 국민의 과체중 비율보다 현저히 높았다.

바커는 모순처럼 여겨지던 이 연구 결과를 곧 센세이셔널한 주장으로 발전시켰다. 임신 중에 엄마가 계속 배고픔을 느꼈기 때문에 배 속의 아이들은 자신에게 허용된 모든 칼로리를 에너지 공급에 최대한 할애했을 것이다. 즉, 아이들은 이미 '훌륭한 먹이 활용자'가 되도록 프로그래밍이 되었던 것이다. 이 특성은 엄마의 자궁에서 발달 시기에 영양 결핍을 겪은 아이들의 생존 전략이었다. 그런데 전쟁 이후 식량이 충분히 공급되고 네덜란드가 '경제 기적'을 체험하면서 '훌륭한 먹이 활용자' 프로그래밍이 문제를 일으켰다. 칼로리가 넉넉하게, 과도하게 공급되면서 체중이 지나치게 증가해버린 것이다.

처음에는 '바커의 가설'로 알려졌던 태아 프로그래밍은 이제 이론으로 정착했다. 민감한 시기, 이른바 자궁에서 성장하는 기간에 아이들에게 후성유전학적 특징이 나타나고, 성년이 되어서도 건강에 두루 영향을 끼친다는 것이다.[3]

엄마 배 속에서 결정되는 유전자

산모가 임신 중에 얼마나 많이 또는 적게 먹는지도 중요하지만, 무엇을 먹는지도 중요하다. 우리에게 칼로리를 공급하는 다량 영양소(탄수화물, 지방, 단백질)뿐만 아니라 미량 영양소(비타민, 무기질)도 중요하다. 그중에서도 특히 엽산이 중요하다. 임신기의 엽산 결핍이 태아 기형률을 높인다는 사실은 오래전부터 알려져 있다. 특히 이분척추가 점점 증가하고 있다. 그래서 수십 년 전부터 임산부나 임신을 원하는 여성들에게 일반적으로 엽산을 처방해왔다. 효과가 확실하게 입증된 처방이었다.

엽산이 중요한 이유는 무엇일까? 우리는 후성유전학적 조절에서 중요한 메커니즘으로 메틸화를 이미 배웠다. 이를 위해 메틸기가 충분히 있어야 한다. 그런데 엽산이 모든 미량 영양소 중에서 가장 중요한 메틸기 공급원이다. 엽산은 우리 몸에 후성유전학적으로 중요한 화합물을 제공한다.⁴ 인간은 먹는 것으로만 표현되는 존재가 아닌 것이다. 어머니가 먹는 것의 산물이기도 하다.

후성유전학이라는 개념에서 이미 후성유전학적 구조가 유전될 수 있음을 암시한다. 후천적 변화가 유전될 수 있다는 사실은 다윈의 고전적 진화 생물학에 위배된다. 하지만 이것도 연구를 통해 입증되었다.

북부 스웨덴의 외버칼릭스Överkalix는 인구가 채 3,500명이 되지 않는 작은 마을이다. 마을 소개 책자에 오랜 역사 동안 이곳이 수차례의 배고픈 시기를 겪었다는 사실이 잘 기록되어 있다. 이 마을은 작을 뿐만 아니라 아주 외진 곳에 위치했기 때문에 지난 200년 동안 유입 혹은 유출된 이주민이 거의 없었다. 이것은 유행병학자와 유전학자들이 몇 세대에 걸친 일정한 특징들을 관찰하고 환경의 영향을 비교하는 데 이상적인 조건이다. 그리고 특정 시기, 조부모들이 굶주리거나 식량이 풍족히 공급되던 때 역시 뚜렷하게 밝혀져 있었다. 연구 결과, 손주들이 사춘기를 언제 겪는지, 노년에 암에 걸릴 가능성이 있는지와 같은 요인들이 실제로 조부모의 생활양식과 식생활에 영향을 받았다.⁵ 여기에서 더 확장시킬 수 있다. 인간은 단순히 자신이 먹는 것과 어머니가 먹는 것의 산물이 아니다. 인간은 조부모가 먹는 것의 산물이기도 하다. 부모와 조부모는 먹을 것을 선택할 때도 최대한 신중해야 한다는 사실이 또한 번 입증된 셈이다.

그동안 엽산 외에 후성유전학적 효과를 입증한 식물성 화학물질들이 밝혀졌다. 브로콜리와 방울다다기양배추 같은 십자화과 채소에 함유된 설포라판과 인돌-3-카비놀은, 메틸화 차단제로서 종양 억제 유전자에 확실한 영향을 끼친다. 이 유전자들은 나이가 들면 아주 심하게 메틸화되는데, 십자화과 채소에 함유된 물질들이 메틸기를 제거해준다. 그다음에 자신의 과제, 즉 암세포 억제를 수행한다. 녹차에 특히 많이 함유되어 있고 브레인 푸드인 에피갈로카테킨 갈레이트도 효과가 좋다.[6]

우리는 '후성유전학적 식이요법'으로 넘어가는 과정에 있을까? 이 질문에 대한 답은 '이미 존재한다'이다. 적어도 동물계에는 존재한다. 잘 알려져 있다시피 벌집에는 수천 마리의 일벌이 살고, 여왕벌 한 마리가 이들을 통치한다. 일벌은 몇 달 동안만 벌집에 살지만 여왕벌은 수십 년을 한곳에 산다. 게다가 여왕벌은 벌집에서 유일하게 번식할 수 있는 존재다. 여왕벌들의 생활은 주로 알을 낳는 것이다. 여기에서 흥미로운 점은, 유전학적으로 일벌과 여왕벌은 완전히 동일하다는 것이다.

그렇다면 무엇이 여왕벌을 여왕으로 만들었을까? 바로 로열젤리라는 특별한 음식이다. 모든 유충은 태어날 때 유모벌에게 로열젤리를 받는다. 3일 후부터 이 로열젤리는 일벌들을 위한 꿀과 화분으로 점점 혼합된다. 여왕벌만 예외다. 여왕벌은 순수한 로열젤리를 얻고 평생 그것을 먹고 산다. 벌들의 유전자 코드는 이런 특별한 음식의 영향을 받는다. 이로부터 여왕벌은 일벌보다 수명이 열 배나 길어지고 평생 번식이 가능해진다.[7]

약삭빠른 기업들이 로열젤리를 항노화 건강보조제로 판매하는 것은 놀랄 일이 아니다. 하지만 로열젤리의 항노화 효과에 대해서는 의견이 분분하다. 아무튼 벌들에게는 효과가 확실하게 나타났다. 인간을 위한 후성유전학적 식이요법에 효과가 있는지는 좀 더 기다려봐야 한다.

유전자도 개선 가능하다

식생활만이 우리의 후성유전체에(우리의 후성유전체적 상태 전반에) 영향을 끼치는 것은 아니다. 행동도 중요한 역할을 한다. 이번 실험에도 쥐를 이용할 수밖에 없었다. 작은 쥐들도 저마다 성격이 다르다. 예를 들어, 정상적이고 건강한 자의식을 가진 쥐를 새로운 철창에 가두면, 얼마 지나지 않아 철창을 체계적으로 탐색하기 시작한다. 반면, 불안하거나 우울한 상태의 쥐들은 다르게 행동하는데, 몇 시간 동안 꼼짝도 하지 않고 모퉁이에 웅크리고 있다. 특히 '불우한 어린 시절'을 겪은 쥐들은 불안과 우울 증세를 보인다. 어미 쥐들에게 홀대를 받은 쥐들에게서 이런 현상이 두드러진다.

실험을 위해 상황을 의도적으로 조성했다. 특정 기간 어미 쥐들로부터 새끼 쥐들을 떼어놓고 불안하고 우울한 행동을 보이는 쥐들로 사육했다. 이후 새끼 쥐들이 어미 쥐들과 떨어지지 않았을 때에도 행동은 유전되었다. 이 쥐들의 신경세포의 메틸화 표본을 통해 후성유전학적 변화가 이런 행동과 연관되어 있다는 사실이 명백하게 입증된 것이다.[8]

인간에게서 나타나는 행동도 다르지 않았다. 엄마와의 유대감과 아이의 발달을 위한 손상되지 않은 사회적 환경이 중요했다. 어린 시절에 홀대를 받은 경험이나 신체적 혹은 성적 폭력으로 인한 트라우마가 있으면 우울증, 불안장애, 행동중독 등의 정신적 문제가 발생했고, 성인이 되어서도 지속되었다. 이 현상은 발달 및 행동 심리학을 통해 이미 알려져 있다. 이제 우리는 후성유전학으로 분자 영역에서 이 같은 상태와 행동이 어떻게 발생하는지 규명할 수 있다. 특히 중증 트라우마 같은 경우에는 다음 혹은 그다음 세대까지도 불안이 유전될 수 있다는 사실이 입증되었다.

요즘은 불안장애를 겪는 사람이 많다. 독일 만하임 정신건강중앙연구소의 보고에 따르면, 독일인의 약 2퍼센트가 평생에 한 번은 공황발작을 경험한다. 해당자들은 종종 사소한 이유로 죽음에 대한 심한 불안감에 시달린다. 공황발작은 남성보다 여성에게 두 배나 많이 발생한다.

이와 관련해 오래전부터 학자들의 의심을 받은 유전자가 있다. 모노아민 산화 효소 A형MAO-A, Monoamine oxidase A이 그중 하나다. MAO-A는 우리에게 이미 잘 알려진 행복 호르몬 세로토닌의 분해를 자극하는 데 관여하는 효소다. 세로토닌은 불안을 진정시키는 역할을 한다. MAO-A 유전자 역시 후성유전학적으로 조절된다. 즉, 메틸기가 달라붙음으로써 활동이 중단된다. 불안장애와 우울증일 경우 이런 유전자는 과메틸화되어 있다. 그래서 메틸기가 부족해 유전자가 MAO-A 효소를 과도하게 자극함으로써 세로토닌이 점점 줄어드는 것이다.

정신의학에 이를 위한 두 가지 치료 방안이 있다. 하나는 약물 치료이고, 다른 하나는 상담 치료다. 그중 상담 치료가 훨씬 어렵다. 약물 치료는 효과를 측정할 수 있지만, 상담 치료는 실험값으로 측정할 수 없기에 가시적인 효과를 알기 어렵다. 하지만 상담은 후성유전학 표본에 변화를 일으킬 수 있다. 프라이부르크 대학병원의 연구에서, 상담 혹은 행동 요법으로 불안장애를 치료한 사람들의 MAO-A 유전자에서 메틸화가 정상적인 상태를 보였다. 약물 치료 없이도 상담, 자신의 감정과 생각, 스스로를 통제하려는 의지만으로 유전자를 변화시킬 수 있었다.[9]

MAO-A 유전자에서 그치지 않는다. 우리의 스트레스 반응도 유전적으로 혹은 후성유전학적으로 조절된다. 가령 FKBP5 유전자는 호르몬의 스트레스 축을 제어하고, 특히 코르티솔 수치에 영향을 끼친다. 급성 스트레스 사건이 발생하면 코르티솔 수치는 급격히 증가했다가 다시 빠른 속도로 떨어진다. 최소한 이렇게 조절되어야 한다. 하지만 고도로 활성화된 FKBP5 유전자는 스트레스 호르몬인 코르티솔의 정상적인 조절 작용을 방해한다. 불안장애와 스트레스 질환의 경우 MAO-A 유전자의 경우처럼 이 유전자에서도 과메틸화 현상이 관찰된다. 이를 현실에 적용하면 유전자는 과도하게 활동하고, 코르티솔 수치는 충분히 감소하지 않고, 스트레스는 만성화되어 독성을 띠게 되는 것이다.[10]

실제 나이보다 중요한 생물학적 연령

후성유전학 연구에서 얻은 통찰은 정신 질환에 대한 우리의 이해에 변화를 일으켰을 뿐만 아니라 심리 요법 전반에 새롭게 기초를 세우고 있다. 거의 100년 동안 정신의학은 증상에만 초점을 두었다. 환자들은 임상 증상에 따라 우울증, 불안장애, 행동중독 등으로 분류되었다. 따라서 많은 약물 요법이 전혀 효과가 없었다. 향후에는 후성유전학적 표본을 바탕으로 질병의 원인을 훨씬 정확하게 판단할 수 있을 것이다. 후성유전학적 변화의 위치를 파악하면 지금보다 훨씬 정확한 표적 중심의 개인별 맞춤 의학이 가능해진다.

정신의학뿐만 아니라 암 등 수많은 의학 영역에도 해당한다. 암 의학은 유방암, 대장암, 폐암 등 어떤 기관에서 종양이 처음 발견되었는지에 따라 종양을 분류하고 있다. 유전학을 공부한 암 전문의들은 이를 '네안데르탈 의학'이라고 표현한다. 우선 이 명명법을 구식이라고 지적하는 것은 아니다. 여기에는 많은 뜻이 담겨 있다. 네안데르탈인은 뒤셀도르프 근처의 네안데르탈 계곡에서 잔해가 발견되어 붙여진 이름이다. 이제 사람들은 네안데르탈인이 거의 전 유럽에 살았고, 라인란트에서 이미 멸종되었을 당시 스페인에서는 생존해 있었다는 사실을 알고 있다. 종양도 이와 유사하다.

유방암은 유방이라는 기관에서 처음 종양이 발견되고 진단되어 붙여진 명칭이다. 실제로는 '유방암'만 존재하는 것이 아니라, 다양한 유형의 유방 종양이 있고, 각기 다른 방법으로 치료해야 한다. 모든 유방암 환자의 약 20퍼센트에서 HER2 유전자 변형이 나타난다. 이는 종양 세포들의 표면에 수용체가 많이 나타난다는 뜻이다. 이 경우에는 완전히 다른 치료 방법이 있다. 화학 요법 대신 특수한 항체 허셉틴을 이용하면 환자를 더 보호할 수 있고 정확한 표적 중심의 치료가 가능하다. 따라서 암 치료 효과는 더 우수하고, 부작용도 최소화된다.

유전학 지식을 갖춘 종양학자들은 완전히 다른 유형의 암의학을 요구한다. 이제 종양은 유전적, 후성유전학적 특성을 기준으로 분류되고 치료되어야 한다. 임상에 일상적으로 적용되기까지 상당한 시일이 걸리겠지만, 네안데르탈 의학에서 정밀 의학으로 가는 길이 뚜렷하게 나타나고 있다.

이 책에서 중점적으로 다루려는 주제는 정신의학이나 암 치료

요법이 아니라 항노화 의학이다. 여기에서 후성유전학의 역할은 무엇일까? 독보적인 역할은 아니지만 아주 큰 역할을 한다고 답할 수 있다.

체세포는 특수한 유전적 설계도뿐만 아니라 유전자 활동을 제어하는 후성유전학적 표지, 소위 후성유전체를 갖는다. (심각하고 대개 부정적인 손상이 없는 한) 유전자의 염기 서열은 평생 변하지 않는다. 반면, 후성유전학적 표지는 지속적으로 변하고, 나이 들어서도 변한다. 이 표지들은 아주 특징적인 방식으로 행동한다.

스티브 호바스Steve Horvath는 이 현상을 처음으로 눈여겨본 학자다. 독일 출신으로 미국 UCLA에서 수십 년째 인간유전학과 생물통계학을 가르치고 있는 그는 후성유전체의 메틸화 표본에서 나이가 들어서도 나타나는 특징적인 변화를 발견했고, 이것으로 '생물학적 연령'을 결정할 수 있지 않을까 생각했다. 항노화 의학은 이 부분에 오랫동안 큰 관심을 가져왔다.

항노화 의학은 생활 연령chronological age과 생물학적 연령biological age을 구분한다. 생활 연령은 쉽게 결정된다. 신분증의 생년월일을 기준으로 계산하면 된다. 하지만 생물학적 연령은 그렇지 않다. 생활 연령은 같더라도 생물학적으로 훨씬 늙었거나 젊을 수 있다. 예를 들어, 같은 75세더라도 엘리베이터가 없으면 건물의 위층까지 올라가지 못하고 손주들의 이름을 떠올리지 못하는 사람이 있는 반면, 일주일에 세 번 테니스장에 가고 대학 공부를 시작하는 사람도 있다.

　과학은 겉모습이 아닌 정확한 데이터가 필요한 학문이다. 따라서 '노화의 생체 표지'에 연구가 집중되고 있다. 노화의 생체 표지는 다른 이유에서도 중요하다. 노화 치료가 필요한 사람이 많아질수록 그 효과는 더 정확히 입증되어야 한다. 하지만 이를 어떻게 검증할 것인가? 규칙적인 명상, 건강보조제, 혹은 특별한 식사법이 인간의 수명에 기여하는지 확인하려면 실제로 나이를 먹어봐야 알 수 있다. 현재 기대수명이 80세인 조건에서 50대 남성 1인을 대상으로 30년 이상 연구해야 한다. 연구자에게 요구되는 인내심뿐만 아니라 연구비 역시 엄청날 것이다.

　생물학적 연령이 변하는지 변하지 않는지, 일정한 조치들로 더 젊어질 수 있는지 아닌지의 여부를 바로 파악할 수 있는 정확한 표지가 당연히 필요하다. 텔로미어의 길이는 몇 년째 이에 대한 유력한 후보로 여겨져왔다. 텔로미어는 우리의 세포에서 생물학적 시계와 같다. 엘리자베스 블랙번은 텔로미어를 이용해 만성 스트레스의 영향을 세포 영역에서 설명했고, 텔로미어 연구로 노벨생리의학상을 수상했다. 당시 텔로미어 길이는 생물학적 연령을 가장 정확하게 측정할 수 있는 파라미터였다.

　그사이 텔로미어보다 훨씬 정확한 값을 측정하는 스티브 호바스의 '후성유전학 시계'가 나타났다. 로스앤젤레스에 있는 자신의 연구소에서 호바스는 몇 년에 걸쳐 자신의 연구팀과 함께 다양한 체세포에 나타나는 후성유전학적 변화를 분석했다. 수백 개의 DNA 위치를 주시했고, 이것들이 얼마나 자주 메틸화되었는지 확인했다. 그는 이 데이터들을 직접 개발한 컴퓨터 알고리즘으로 분석했다.

호바스의 산출 결과는 놀라울 정도로 정확한 것으로 입증되었다. 지금까지 연령 결정을 위해 실험실에서 사용된 파라미터보다 더 정확했다. 호바스의 연구 결과는 너무 놀라워서 처음에는 논문 심사관들에게 거절당했다. 실제 수치라고 보기에는 그 수치들이 너무 좋다는 이유에서였다.

어떤 상황인지 알려면 생체 표지로 무엇을 할 수 있는지에 대한 전반적인 이해가 필요하다. 아주 우수한 생체 표지는 대개 통계적으로 상관관계 0.6~0.7에 도달해야 한다. 예를 들어, 텔로미어 길이와 생물학적 연령의 상관관계는 0.5였다. 호바스는 후성유전학적 알고리즘을 통해 믿을 수 없는 수치인 0.96을 얻었다. 논문 심사관들이 비판적이었던 것도 놀랄 일은 아니다. 호바스는 쉽게 물러나지 않았고, 자신의 방식으로 계속 연구했다. 그리고 다른 연구 그룹들이 그의 연구 결과를 검증했다.

현재 '호바스의 시계'는 연령을 결정하는 데 있어 명실상부 '황금 표본'으로 여겨진다.[11] 의학에만 영향을 끼친 것이 아니었다. 법의학에서도 이 방식을 이용해 조직 샘플을 바탕으로 범죄 행위의 가해자 또는 희생자의 나이를 특정할 수 있었다. 생활 연령과 생물학적 연령은 서로 크게 다르지 않기 때문이다.

하지만 항노화 의학에서 생물학적 연령과 생활 연령의 차이는 중요하다. 최근 연구 결과에 따르면, 활동 중인 바이러스에 감염된 HIV 환자들은 바이러스 기능이 잘 조절되거나 억제된 사람보다 생물학적 연령이 현저히 높은 것으로 확인되었다. 비만증 환자들도 생활 연령이 같은 정상 체중의 동년배보다 생물학적 나이가 더 많았다.[12]

이제는 건강하게 150세까지

후성유전학은 완전히 새롭고 정밀한 노화 진단 가능성을 열어주었다. 치료에서도 새로운 전망을 보여줄 것이다. 하버드대학교의 유전학자 데이비드 싱클레어David Sinclair는 후성유전학 분야에서 세계 노화 연구를 주도했다. 그는 2000년대 초반 시르투인을 발견하면서 과학계에서 어마어마한 명성을 누리고 있다. 시르투인은 동일한 이름의 효소를 활성화시키는 유전자들의 그룹에 속한다. 이 효소들이 '장수 효소'로 여겨지는 것은 당연하다. 우리의 세포에서 수많은 복구 기능을 수행하고, 특히 세포의 분자 노폐물을 제거하는 오토파지도 담당한다.

'시르투인의 아버지'로 유명해진 후 싱클레어는 노화 연구에 더집중하기 시작했다. 후성유전학이 그의 관심 분야가 되었다. 현재 싱클레어는 후성유전학적 변화를 하나의 노화 인자가 아니라,

중요한 노화 인자 가운데 하나로 보고 있다. 2019년 자신의 저서 《노화의 종말》에서 그는 DNA의 후성유전학적 조절 기능은 나이가 들면 점점 정확성이 떨어진다고 주장했다.[13]

이런 맥락에서 싱클레어는 '후성유전학적 잡음'이라는 표현을 썼다. 이 잡음으로 인해 신체 기능이 떨어지고 신경퇴행성 질환이 고령의 삶을 결정한다는 것이다. DNA의 정보들이 정확하게 읽히지 않는 상황은 마치 스크래치가 생긴 DVD를 DVD 플레이어에 넣었을 때와 같다. 이미지의 품질이 손상되고 언젠가 소음이 나면서 흑백 이미지가 화면에 나타난다. 싱클레어의 이론에 따르면, 스크래치가 생긴 DVD일지라도 정보는 계속 저장할 수 있다. 혁신적인 방법들로 스크래치를 계속 제거하고 모든 콘텐츠가 담긴 DVD를 다시 HD 품질로 재생시킬 수 있기 때문이다.

우리의 DNA에도 건강한 청소년 시절에 대한 모든 정보가 저장되어 있다. 이 정보들은 많은 후성유전학적 스크래치를 통해서만 이동된다. 후성유전학적 잡음을 역행시킬 수 있는 단계에 이르면 HD 품질의 삶이 가능해진다. 인간은 더 오래 건강을 유지하며 살 수 있다. 싱클레어는 지금 세대가 150세까지 살 수 있다고 생각한다.

싱클레어는 자신의 '노화의 정보 이론'과 함께 수많은 다양한 노화 이론을 일원화된 체계로 집약시키기 위해 야심찬 시도를 했다. 반면 대부분의 연구자는 여전히 노화를 다인자적 현상으로 바라

본다. 산화 스트레스, 역치가 낮은 만성 염증, 당화 반응, 텔로미어 길이 축소, 미토콘드리아 기능(세포에서의 에너지 생성) 상실 등의 각종 프로세스가 노화의 중요한 인자로 간주된다. 어떤 영역에서 어떤 연구자가 활동하는지에 따라 다양한 분석이 나올 수 있다. 노화가 복합적인 프로세스라는 점에서 대부분의 학자는 의견이 일치한다. 싱클레어는 그렇지 않지만 말이다.

데이비드 싱클레어에게 노화는 단 한 가지 원인, 후성유전학적 변화로 인한 결과다. 이 경우에 '노화라는 병'의 치료는 훨씬 쉽다. 그는 "노화는 암보다 훨씬 치료하기 쉽다"고 주장한다. 그를 여러 말로 평가할 수 있지만, 충분한 그릇이 되는 인물이다. 호주계 미국인 과학자가 세계 명문 하버드 의과대학교 유전학연구소의 소장 자리에 오른 데는 다 이유가 있다.

2020년 싱클레어는 '후성유전학적 회춘'을 성공적으로 응용한 첫 번째 연구 결과를 발표해 학계를 놀라게 했다. 싱클레어 연구팀은 노쇠해 눈이 거의 보이지 않는 쥐들의 시신경에 후성유전학적 표지를 리프로그래밍했다. 그 결과 세포들은 훨씬 젊은 상태로 돌아갔고 그 효과는 놀라웠다. 거의 앞을 보지 못하던 쥐들이 시력을 되찾은 것이다.[14]

언론의 주목을 받기에 충분한 연구 결과였다. 싱클레어의 치료 방법은 맹인의 눈도 뜨게 한다며 성경에 버금가는 찬사를 받았다.

모두가 환호성을 터뜨렸지만 신중해야 할 부분이 있었다. 의학계에는 오래전부터 알려진 사실로, 쥐에게 성공한 사례가 인간에게 전부 적용될 수 없다는 것이다. 이와 관련해 인간의학human medicine 옹호자들은 "쥐도 거짓말을 한다Mice tell lies"라는 유명한 문장을 즐겨 인용한다.

또 한 가지 중요한 부분은, 시신경을 젊게 만드는 원리가 다른 조직에도 반드시 통한다는 보장은 없다는 것이다. 이 치료 방법을 적용했을 때 장기적으로 예기치 못한 부작용이 발생할 수 있는지 아직 검증되지 않았다. 비판론자들은 노화되고 있는 세포에 청소년의 세포 분해 능력을 재생시켰을 때 암 발생률이 더 증가할 수 있다고 경고한다.

그럼에도 변함없는 사실은, 싱클레어가 후성유전학을 통해 항노화 의학에 새로운 전망, 즉 회춘 가능성을 제시했다는 점이다. 모든 것이 계획대로 진행된다고 할지라도 인간의 임상 치료에 적용할 수 있는 단계에 도달하기까지 몇 년이 더 걸릴지 모른다. '후성유전학적 리프로그래밍'은 여전히 소모적이고 많은 비용이 드는 프로세스일 것이다.

우리가 재생의학 시대에 도달할 때까지 현재 예방의학의 가능성도 깊이 고민해봐야 한다. 예방의학에서도 이미 몇 가지를 할 수 있다. 예를 들어, 스크래치가 생긴 DVD의 경우 원래의 정보를 이 DVD에 계속 저장하고 다소 소모적인 기술로 스크래치를 제거하는 방법이 있다. 하지만 DVD를 조심스럽게 다뤄 스크래치가 많이 생기지 않도록 주의하는 것도 합리적인 방법이다.

현재 우리는 우리의 유전자 정보 저장소인 DNA에서 노화와 관련된 후성유전학적 잡음에 대처하는 방법 중 일부를 알고 있다. 건강한 식사, 규칙적인 운동, 특히 심리 이완 기법 등을 통해 메틸화 표본에 긍정적인 영향을 끼치고 노화 프로세스를 늦출 수 있다. 노화도 유전학과 같은 방식으로 접근하는 것이다. 몇 년 전만 하더라도 유전학과 노화는 운명으로 여겨졌으나 이제는 우리가 결정할 수 있는 프로세스가 되었다.

젊음은 오래! 노년은 행복하게!

* 유전자는 확정된 설계도가 아니라 평생에 걸쳐 완성된다. 제2의 유전
  자 코드인 후성유전체가 있어서, 생활양식과 환경적 요인으로 유전자
  에 영향을 끼칠 수 있다.

* 최초의 후성유전학적 특징은 임신기에 엄마의 자궁에서 나타난다. 이
  시기의 엄마의 행동과 식생활은 성인이 되어서도 그 자녀에게까지 영
  향을 끼친다.

* 식생활뿐만 아니라 행동도 유전자에 영향을 끼친다. 어린 시절의 홀
  대와 폭력에 대한 경험은 유전체에 흔적을 남긴다.

* 후성유전학적 표지는 '생물학적 연령'을 결정하는 가장 정확한 측정
  값이다. 해당 검사는 빠른 시일 내에 일상적인 진단 서비스로 병원에
  서 제공될 것이다.

* '후성유전학적 요법들'이 집중적으로 연구되고 있다. 항노화 의학에
  서 중요한 옵션이 될 것이다.

8장

회색 뇌세포와 블루존

: 100세 노인에게 배우는 젊음

**JUNG BLEIBEN IST
KOPFSACHE**

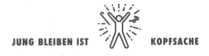

성공하고 싶은 사람은 무엇보다 성공하고자 하는 일에 몰두해야 한다. 이 원칙은 성공적인 노화에도 해당한다. 건강하게 100세까지 살고 싶다면 100세 노인들을 살펴보라. 요즘에는 100세 노인을 심심찮게 볼 수 있다. 이들이 항상 받는 질문이 있다. "어떻게 100세 장수에 성공하셨나요?" "장수 비결은 무엇인가요?" 질문은 매번 같을지 몰라도 답은 매번 다르다.

프랑스의 잔 칼망Jeanne Calment 할머니는 장수로 세계신기록을 보유하고 있다. 그녀는 1997년 122세의 나이로 세상을 떠났다. 아직 그녀보다 오래 산 사람은 없다. 그녀의 장수 비법은 매일 한 잔의 포트와인을 마시고, 올리브오일을 많이 사용하고, 담배를 끊은 것이다. 그런데 그녀가 금연한 나이는 117세였다.

2017년 당시 세계에서 가장 고령의 여성이었던 이탈리아의 엠마 모라노Emma Morano가 117세의 나이로 생을 마감했다. 전에도 한 무리의 취재진이 이 할머니의 장수 비법을 직접 들으려고 몰려왔었다. 엠마 모라노는 취재진을 실망시키지 않았다. 그녀는 70세부터 매일 달걀 두 개를 먹고 80세부터는 남자를 가까이하지 않았다며 자신의 장수 비결을 기분 좋게 공개했다.

명사들 중에도 100세 기록을 넘긴 이들이 있다. 영국 국민에게 많은 사랑을 받은 전설의 '퀸 맘', 엘리자베스 2세의 어머니도 그중 한 명이다. 그녀는 2002년 101세의 고령으로 영면했다. 그녀는 나이가 들어서도 유쾌하게 말을 타고 진토닉을 마시며 건강을 유지했다고 한다.

요구르트 붐이 일어난 배경

100세 노인들은 종종 평생 신앙심이 깊었고 매일 저녁 기도를 하고 잠자리에 들었다고 고백한다. 그 보상으로 사랑의 하나님이 이들에게 장수를 선물했는지는 모르겠지만 말이다. 물론 신앙이 있고 적당량의 술을 마셔도 100세까지 살지 못하는 사람도 많다. 100세 노인들의 장수 비법은 각자 다르다.

개인의 사례에서 장수를 위한 일반적인 조언을 끌어낼 수는 없다. 이 상황을 아주 단순하게 요약해보자. 100세 노인에게 어떻게 장수했는지 묻는 것은 키가 2미터인 사람에게 어떻게 키가 자랐는지 질문하는 것과 같다. 두 경우 모두 그냥 일어난 일이다.

의학에서는 사례 보고, 즉 각각의 사례를 설명하는 것은 매우 흥미로운 일이지만, 여기에서 과학적 통찰을 도출할 수는 없다. 그러려면 사례의 수가 훨씬 많은 연구가 필요하다.

벨기에의 유행병학자 미셸 풀랭Michel Poulain은 학계에서 은퇴할 무렵 '장수'라는 주제에 점점 관심을 갖기 시작했다. 만약 모든 그룹의 사람들이 다른 지역에 비해 기대수명이 월등히 높은 지역이 있다면 일반적인 통찰을 얻을 수 있을 테고, 더 높은 기대수명과 관련 있는 요인과 생활양식을 정립할 수 있을 것이다.

풀랭은 학식 있는 유행병학자가 동원할 수 있는 모든 수단을 이용해 연구에 착수했다. 얼마 지나지 않아 첫 번째 장수 마을을 발견했다. 이탈리아의 사르데냐에 100세 노인이 눈에 띄게 많이 살고 있었다.[1]

이 연구는 금세 세간의 관심을 받았다. 마침 〈내셔널 지오그래픽〉의 과학 저널리스트 댄 뷰트너Dan Buettner가 풀랭의 연구를 눈여겨봤고 그의 출판사에서 이동비와 재정을 지원하겠다고 약속했다. 풀랭은 열심히 기대수명이 평균치보다 높은 지역들을 찾아냈다. 사르데냐 다음으로 일본의 오키나와섬, 미국의 로마 린다 지역, 코스타리카의 니코야 지방이 발견되었다.

풀랭은 기대수명이 높은 지역을 지도에 파란색 잉크로 표시했다. 설득력 있는 디테일에 저널리스트의 판단력까지 겸비한 댄 뷰트너는 이로부터 '블루존'이라는 개념을 만들었다. 동시에 풀랭의 연구에 관한 대중 과학서 《블루존》을 발표했는데, 세계적인 베스트셀러가 되었다.[2] 실제로 풀랭의 연구는 항노화 의학 발전의 기폭제가 되었다. 지금부터 풀랭의 블루존과 해당 지역 주민들을 자세히 살펴보자.

미셸 폴랭과 댄 뷰트너가 '블루존'이라는 개념을 정착시키기 전에 유난히 고령자가 많은 지역이 있다는 보고가 있었다. 조지아에 특히 100세 노인들이 많은 것으로 알려졌고, 파키스탄의 훈자 계곡에는 초고령자들이 놀라울 정도로 많았다. 그다음에 불가리아 농부들의 이례적인 장수 사례가 보고되었다.

많은 경우 이런 보고들은 비판적 검증을 통과하지 못했다. 러시아의 한 연구자가 불가리아 농부들의 이례적인 장수 현상에 열광하며 150세라고 주장하는 그들의 장수 원인을 발효된 유제품에서 찾았다.

6장에서 러시아의 면역학자 일리야 메치니코프를 '항노화 의학의 위대한 개척자'라고 소개한 바 있다. 1908년에 그는 소위 식세포phagocyte를 통한 면역 방어를 발견해 노벨생리의학상을 수상했다. 메치니코프는 당시 아직 비대중적이었던 노화 연구에 관심을 보였고, 노화의 결정적 프로세스를 장내 부패 프로세스에서 찾을 수 있다고 생각했다.

메치니코프의 목표는 장내에 '유익한 균'을 더 많이 정착시키는 것이었다. 이런 발상은 21세기의 마이크로바이옴 연구에 오랫동안 영감을 주었다. 그는 특히 유산균이 유익한 균이라고 생각했다. 무엇보다 불가리아에서 우유를 요구르트로 변형시키는 데 사용되는 '불가리아 간균Bacillus bulgaricus'의 균주에 완전히 매료되었다.

메치니코프는 연구 여행 중에 장수하는 사람들이 눈에 띄게 많은 마을이 있다는 보고를 받았다. 놀랍게도 이 보고는 그의 연구 계획과 딱 맞았다. 평소에는 매우 철저한 학자였던 메치니코프였지만 발효 유제품으로 만든 자신의 요구르트 드링크를 선전하기 위해 이 이야기를 검증 없이 수용했다. 물론 이 요구르트는 '대박'이 났다. 20세기 초반 메치니코프의 연구로 일어난 요구르트 붐은 지금도 계속되고 있다. 그런데 70세처럼 보이지만 150세라고 했던 불가리아 농부들의 실제 나이가 70세였다는 사실이 나중에 밝혀졌다. 교수님을 기쁘게 해주기 위해 그 마을에서 최고령자들의 나이가 그렇게 많은 것처럼 제자들이 조작한 것이었다.

20세기 말 이탈리아의 사르데냐섬 바르바지아Barbagia 지역에서 100세 노인의 비율이 높다는 사실이 처음 보고되었을 때의 반응은 매우 회의적이었다. 은퇴한 유행병학자 미셸 풀랭이 의학적 원인과 효과의 상관관계를 밝히기 위해 개인이 아닌 전체 주민을 대상으로 연구를 시작했다는 점에서 의의가 있었다. 그래서 풀랭이 사르데냐가 실제로 장수 마을이라는 사실을 입증했을 때 전 세계적으로 열광도 그만큼 더 컸다. 이곳은 주민 100만 명당 100세 이상 장수자가 평균 135명이다. 유럽의 평균은 70~80명이다. 사르데냐의 경우 눈에 띄는 점이 한 가지 더 있다. 100세 장수자의 남녀 비율이 똑같다는 것이다. 일반적으로 100세 장수자의 성비는 여성과 남성이 5 대 1이다.

이탈리아 사르데냐의 장수 요인들

이탈리아 사르데냐에 장수자가 이례적으로 많은 이유는 무엇일까? 일단 유전적 특수성을 추측해볼 수 있다. 이 섬에서는 주민의 혼혈이 비교적 빨리 발생하는 육지에 비해 유전자 변형이 더 오래 유지된다. 사르데냐의 주민들에 대해서는 모든 유전자 기술과 실험실 분석에 따른 검사가 이루어졌다.

2000년대 초반 새로운 '유전자 시대'의 도래에 처음에는 모두가 환호했다. 이 섬의 주민들에게서 G6PD 유전자 돌연변이 비율이 상대적으로 높게 나타났다. 이것은 적혈구에 변화를 일으켜 말라리아로부터 보호해줬다. 이와 더불어 적혈구의 크기가 약간 작아져서, 혈전증과 색전증에 걸릴 위험을 감소시켰다. 이는 주목할 만한 연구 결과였고 학계에서 많은 논의가 이루어졌다.

그러나 비교적 빨리 의견의 일치가 이루어졌는데, 사르데냐의 기대수명이 높은 주된 이유를 유전자 변형에서만 찾는 것은 충분하지 않다는 것이었다. 여기서도 유전학보다 생활양식이 확실히 더 중요했다.

사르데냐에는 몇 가지 특징이 있었다. 100세 남성들의 직업 중에 목자가 많았다. 목자는 건강에 상당히 좋은 직업이다. 스트레스가 적정선에서 유지된다. 이 지역의 목자들은 일부 산지를 가축 떼와 함께 매일 5~7킬로미터를 이동하는데, 이 활동이 요즘 스포츠 과학자들이 심근경색 예방을 위해 추천하는 '심장박동 훈련' 프로그램과 비슷하다. 사르데냐는 세계에서 유일하게 남녀의 기대수명이 일치하는 지역으로 목자는 여전히 남자들의 직업이다.

양과 염소를 사육하는 사르데냐에서는 산양유가 항상 있다. 우유와 비교하자면, 산양유가 확실히 우수하다. 산양유에는 우유보다 칼슘이 13퍼센트, 비타민 B6가 25퍼센트, 특히 콜레스테롤 수치를 떨어뜨리는 니아신이 3배나 더 많다. 게다가 이 지역의 식단은 전형적인 지중해식이다. 과일과 채소가 풍부하고 이를 직접 재배한다. 사르데냐인들은 철저한 채식주의자는 아니다. 일요일과 휴일에는 무조건 거세된 숫양 한 마리를 잡아서 그릴에 구워먹는다. 물론 이는 예외에 속한다.

그리고 모든 이탈리아인처럼 사르데냐인들 역시 치즈를 좋아한다. 페코리노 치즈는 이 지역의 특산품이다. 페코리노 치즈의 특별한 점은 양 치즈라는 사실이다. 사르데냐의 양들은 여전히 방목되며 자연의 풀을 먹고 자란다. 따라서 샤르데냐의 산양유와 그 산양유로 만든 치즈에는 오메가3지방산 함량이 매우 높다. 이외에도 건강을 증진시키는 효과가 입증된 요인이 하나 더 있다

저녁 식사에 곁들여 마시는 레드와인도 그들의 건강 증진에 기여했다. 게다가 사르데냐의 포도 품종은 매우 우수하다. 가장 유명한 레드와인 품종으로 칸노나우Cannonau가 있다. 섬의 비옥하지 못한 흙과 지중해의 뜨거운 태양 아래 자란 이 포도는 생존을 보장받기 위해 많은 보호 물질을 만들어낸다. 식물의 이런 보호 물질은 인간에게도 긍정적인 효과가 있다. 사르데냐산 레드와인 포도 압착장에서는 탁한 상태의 포도주 혼합물이 포도즙에 오랫동안 침전되어 포도 껍질과 씨의 많은 성분이 와인에 남아 있다. 그 결과물인 이 레드와인을 마실 때 사람들은 다소 거칠다고 느끼지만, 건강에 좋은 식물성 화학물질은 그 어느 것보다 풍부하다.

물론 장수 비결이 먹고 마시는 것에만 있지는 않다. 사르데냐에서 가장 중요한 것은, 가족이다. 이 지역의 가족 형태는 전통적으로 대가족이다. 자녀가 많을 뿐만 아니라, 대부분 한 지붕 아래 여러 세대가 함께 살고 있다. 그로 인해 자녀, 손주, 증손주와 교류가 끊임없이 유지된다. 노인들에게 아이들과 지속적으로 접촉하는 것만큼 좋은 일은 거의 없을 것이다. 손주들과 조부모의 교류도 마찬가지다. 미셸 폴랭은 사르데냐에 여러 차례 방문하는 동안 거듭 확인한 사실은, 그가 만난 100세 노인 중 단 한 명도 양로원에서

살고 있지 않았다.

오후와 저녁에 마을 광장에서 사람들이 시간을 보낼 때 눈에 띄는 점이 있었다. 그들은 많이 큰 소리로 웃었다. 사르데냐인들은 거친 유머로 악명이 높다. 자신과 다른 사람들에 대한 농담을 즐긴다. 모든 현대 심리학자가 웃을 때 스트레스가 줄어드는 효과를 입증해왔다. 웃음은 개인과 사회적 갈등 해소에 기여한다. 웃음은 약이다. 그리스인 조르바를 생각해보라.

블루존의 선두주자, 오키나와

이번에 소개할 블루존은 세계적으로 유명한 오키나와다. 동중국해에 있는 이 군도는 1879년 일본령이 되었는데, 그 전에는 고유한 문화가 있는 왕국이었다. 특히 나이가 많은 세대는 지금도 고어를 사용하고 조상으로부터 물려받은 전통을 잘 지키고 있다.

오키나와의 노인 세대에게 의학자들과 장수 연구자들은 수십 년 전부터 매료되어 있다. 전 세계 어디를 가도 오키나와만큼 장수하는 지역이 없기 때문이다. 기대수명은 여성이 88세, 남성이 80세. 전 세계적으로 기대수명이 높다고 알려진 일본보다 훨씬 높은 수치다. 인구 1만 명 중 5명이 100세라는 사실이 오키나와가 선두임을 입증한다.

이보다 더 중요한 사실은, 오키나와 노인들은 기대수명에서만 선두가 아니라 건강수명에서도 차이가 있다는 점이다. 원칙적으로 이들도 유럽인이나 아메리카인과 똑같은 병에 걸린다. 하지만 병에 걸리는 비율이 훨씬 낮고 발병 시기도 현저히 늦다. 75세의 아메리카인과 비교했을 때 같은 연령의 오키나와인이 심근경색에 걸릴 위험은 5분의 1에 불과하고, 유방암 혹은 전립선암에 걸릴 위험은 4분의 1, 치매에 걸릴 위험은 3분의 1이다.[3]

오래 사는 것보다 오래 건강하게 사는 것이 중요하다는 점에서 인상적인 수치다. 오키나와는 '오래' '건강하게' 사는 두 가지 면에서 모두 성공했다.

오키나와가 '100세 노인들의 섬'이 된 비결은 무엇일까? 사르데냐의 경우와 마찬가지로 오키나와의 100세 노인들에게 먼저 대대적인 유전자 테스트를 실시했다. 검사 결과를 간략히 요약하면, 기대수명이 평균치보다 훨씬 높은 이유를 해명할 만한 유전자는 발견되지 않았다. 장수에 관여하는 오키나와 유전자가 존재하지 않은 것이다.

오키나와에도 기대수명이 높은 이유를 뒷받침하는 몇 가지 독특한 생활양식이 있다. 첫 번째는 식사다. 다른 아시아 국가들과 마찬가지로 오키나와에서도 일상생활에서 식사는 매우 중요하다. 어떤 언어를 찾아봐도 '쿠주이몬Kusuimon'처럼 멋진 표현은 없을 것이다. '약이 될 수 있는 것'이라는 뜻으로 음식과 요리를 설명하는 개념이다.

우리에게도 잘 알려진 발효된 콩 요리 제품(낫토) 외에도 오키나와에는 특별한 슈퍼푸드들이 있다. 그중 하나가 고구마다. 오키나와의 고구마는 엽산과 무기질 함량이 높다. 이 지역 특산품으로 '고야'라고 불리는 비터멜론은 비타민C와 항산화물질이 풍부하다. 오키나와 주민들은 자신의 채소밭에 특산품들을 많이 심는다. 따뜻한 기후가 일정하게 유지되기 때문에 1년 내내 수확할 수 있다. 다음으로 오키나와에서 즐겨 먹는 식품은 해조류로, 스시와 함께 먹는다. 일본, 특히 오키나와에는 정말 다양한 종류의 해조류가 있다. 해조류는 맛이 특별하고 건강에도 매우 좋다.[4]

음식 외에도 오키나와 사람들은 공동체 활동을 중요시한다. 주민들은 가족뿐만 아니라 각종 종교 및 전통 행사에 정기적으로 참여한다. 이것을 표현하는 개념도 있다. 소위 '유이마루ゆいまる' 정신은 정기적으로 모이는 것은 물론이고 서로 도와주는 공동체 의식을 의미한다. 이 같은 정신 중에 가장 훌륭한 형태로 손꼽히는 것이 소위 '모아이模合'를 구성하는 것이다. 다섯 명의 친구가 모이면 하나로 뭉치고 이들은 평생 서로를 챙기는 관계가 된다. 가족이 점점 축소되고 이러저러한 이유로 공동체가 붕괴된 경우 자신이 직접 모아이를 선택해 들어갈 수 있다.

언어는 개념으로만 표현되지 않는다. 해당 언어에 없는 단어를 통해서도 특성이 드러난다. 오키나와에는 '은퇴'에 대응하는 단어가 없어서 번역을 할 수 없다. 누구나 자신이 할 수 있을 때까지 일한다. 오키나와에서는 오랫동안 그렇게 해왔다.

오키나와의 초고령자에 대한 긍정적인 보고에도 불구하고 근래의 슬픈 변화를 감출 수 없을 것이다. 오키나와군도의 주민들은 여전히 장수하고 있지만 이 문화가 사라지는 현상을 짚고 넘어가지 않을 수 없다. 제2차 세계대전 후 미국 문화가 오키나와의 전통 문화를 압도하기 시작했다. 길모퉁이마다 버거 레스토랑과 패스트푸드 전문점이 자리 잡았는데, 젊은이와 중장년 세대에게 매우 인기가 많다.

식생활의 변화에 따른 영향으로 비만증, 이상지질혈증, 고혈압, 당 대사 장애가 무서운 속도로 증가했다. 오키나와의 30~50세 연령층의 건강 데이터는 일본의 다른 지역보다 결과가 훨씬 좋지 않다. 전 세계가 오키나와의 100세 장수자들에게 매료되어 예찬하지만, 정작 오키나와 청소년들은 이들을 모범으로 삼지 않는다. 참 슬픈 일이다. 장수 문화를 간직한 100세 노인들의 섬이 조만간 역사 속으로 사라지지 않을까 우려된다.

젊은 노인들의 건강 비결

세 번째 블루존은 로마 린다Loma Linda(스페인어로 '아름다운 언덕'이라는 뜻)다. 미국 캘리포니아주에 속하며 메가 메트로폴리탄인 로스앤젤레스에서 동쪽으로 약 80킬로미터 떨어진 곳이다. 로마 린다는 다른 블루존들과 많이 다르다. 섬이 아니며 특별한 장수 형태를 보이는 사람들이 역사적으로 성장한 민족 공동체를 형성하지도 않았다. 로마 린다는 전 세계에 퍼져 있는 프로테스탄트 자유 교회에 속하는 '제칠일안식일예수재림교회' 신도들의 성지다. 전 세계 어디에도 로마 린다만큼 제칠안식일교 성도들이 많은 곳은 없다.

제칠안식일교는 19세기 중반에 설립된 많은 프로테스탄트 공동체와 마찬가지로 성경을 최대한 직역해서 해석한다. 특히 안식일(우리에게는 토요일)을 제7일로 기념하고 일요일을 주일로 지키지 않는다. 자신의 몸을 '하나님의 성전'으로 여겨야 한다는 말씀을 온전히 지키기 때문에, 제칠안식일교 성도들은 몸을 더럽힐 수 있는 모든 것을 삼간다. 자신들의 신념에 따라 흡연, 음주, 마약 복용, 돼지고기 섭취 등을 금한다. 육류 섭취를 금지하지는 않지만 다수가 채식주의자다.

단순히 건강한 생활 습관에 관한 문제가 아니다. 제칠안식일교 성도들의 의학 지식은 상당한 수준이다. 이들은 자신들의 생활 습관이 실제로 '옳고' 의학 연구를 통해 입증되었다는 사실을 보여주고자 한다. 또한 공동체 구성원들이 수십 년간 지속되는 연구에 참여하는 것은 제칠안식일교 공동체의 전통이다. 담배가 건강에 해롭다는 사실이 알려진 것도 그들의 초창기 연구 덕분이다.

지금은 상상하기 어렵겠지만, 1950년대에 흡연은 단순히 사회적으로 세련된 행위가 아니었다. 당시에는 심지어 흡연이 건강에 좋다고 여겨졌다. 미국의 텔레비전 방송에서는 허가받은 의사들이 담배 브랜드를 홍보했다. 제칠안식일교 성도들은 당시 담배를 피우지 않았고, 다수가 담배를 피우는 일반 국민들에 대한 훌륭한 통제 집단이었다. 두 집단의 폐암과 심근경색 발병률의 차이는 너무나 뚜렷했다. 담배업계의 대대적인 로비 공세에도 1980년대부터는 이를 더 이상 부정하지 못했다.

최근 연구 결과도 제칠안식일교 성도들의 생활 습관이 옳다고 입증한다. 미국의 일반 국민에 비해 제칠안식일교를 믿는 남성은 기대수명이 7.3년 더 길고 여성은 4.4년 더 길다.[5] 건강에 유해한 중독성 기호식품을 금하는 식사 역시 이 수치에 크게 기여했다.

식물성 영양소 위주 식단의 장점은 두말할 필요도 없다. 제칠안식일교 성도들은 견과류 섭취의 효과를 확신한다. 의학과 영양학에서도 견과류가 건강한 지방을 충분히 공급한다는 사실에 동의한다.

특히 제칠안식일교 성도들이 오랫동안 유지해온 사회적인 측면이 재조명되고 있다. 이들에게 토요일은 성스러운 날로 공동체의 구성원들과 함께 기념해야 하는 날이다. 하루 24시간을 함께 보낸다. 45분간의 예배가 끝나면 고기를 구워먹기 위해 농가나 집으로 돌아가지 않는다(이메일을 확인하려고 사무실로 가지도 않는다). 이들은 함께 기도하고, 기념하고, 노래하고, 서로 교제하며 안식일을 온전히 지킨다. 이로써 스트레스를 감소시키고 사회적 관계를 돈돈히 이어나가는 것이다.

식사와 생활 습관은 우리가 알고 있듯이 건강과 기대수명에 긍정적인 영향을 끼치는 두 가지 요인이다. 로마 린다는 일종의 섬과 같다. 건강을 위한 생활 습관을 별로 중요시하지 않는 미국 한가운데에서 건강한 삶을 주도하는 장수자들의 섬이다.

블루존 두 곳을 추가로 소개하겠다. 코스타리카의 니코야반도와 그리스의 이카리아섬이다.

니코야반도의 장수 비결 중 몇몇은 앞서 사르데냐와 오키나와에서도 배운 것이다. 고령까지 육체노동을 하는 농촌 주민, 각종 열대 과일과 채소가 풍부한 식물 기반의 식사, 인생을 즐기고 함께 축하하는 전형적인 남아메리카 정서가 결합된 가족과 공동체의 의미 등이 그렇다.

여기서 열대 과일과 채소를 올리브와 와인으로, 축제를 즐기는 남아메리카 정서를 지중해 특유의 쾌활함으로 대체하면 또 하나의 블루존 그리스 이카리아섬에 대한 묘사로 바뀐다. 우리의 다음 여행지로 삼을 만한 곳이다. 정말 아름답지만 관광객들로 꽉 차 발 디딜 틈 없는 그리스의 섬들 중에서 낭만적이면서 거친 이카리아섬은 그야말로 숨은 여행지다. 이곳에 직접 찾아가 연구하고, 건강한 노인들과 개인적 친분을 쌓는 것은 재미있는 경험이다.

우리는 여기에서 어떤 생활 태도를 배울 수 있을까? 장수 마을에서 태어나는 특권을 얻지 못했다면 개인적인 블루존을 만들 수 있을까?

식욕과 절제력 사이에서

다양한 지역의 특별한 식사법에서 일종의 '블루존 식이요법'을 개발하기 위해 많은 사람이 노력해왔다.[6] 결코 단순한 일이 아니었다. 식습관에 차이가 많고 몇몇 경우에는 서로 상충되었다. 예를 들어, 제칠안식일교 성도들에게는 모든 형태의 음주가 하나님께 큰 죄를 짓는 것이고 건강에 해로운 일인 반면, 사르데냐 사람들은 레드와인의 장수 효과를 확신한다. 오키나와 주민들은 해조류의 다양한 맛을 좋아하는 반면, 코스타리카에서는 아무리 궁핍해도 해조류에는 절대 손을 대지 않는다.

유럽의 보통 시민이라면 여러 지역의 식단 팁을 모방할 수도 있다. 견과류 한 움큼(로마 린다)은 확실히 초코바보다 좋은 간식이다. 이제 아시아 요리 레스토랑이나 상점에 가면 발효 콩 요리 제품(오키나와)을 구입할 수 있다. 레드와인(사르데냐)을 한 잔 마시며 하루를 마무리하는 것을 항노화 요법 중 최악의 방법이라고 단정 지을 수는 없다.

사실 블루존에는 특별한 '장수 슈퍼푸드'가 없다. 블루존의 식사비법은 무엇을 먹는지가 아니라, 얼마나 많이 먹는지에 숨겨져 있는 듯하다. 대부분의 블루존은 그 나라에서 가난한 편에 속하는 지역에 있다. 나이가 많은 세대들은 궁핍하게 생활했고, 식탁이 풍성하게 차려지는 일은 극히 드물었다. 칼로리 제한은 일상이었다. 항노화 전문의나 다이어트 코치로부터 특별히 조언을 받은 것도 아니었다. 단지 더 먹을 것이 없었다는 것이 이유였다.

강요된 절제가 건강에 끼치는 긍정적인 영향은 나중에 밝혀졌다. 오키나와에서는 이를 일종의 철학으로 발전시켰다. '하라하치부腹八分'는 마법의 단어로, 재미있는 동요 운율처럼 들린다. '당신의 위가 80퍼센트까지 채워지면 식사를 멈추라'는 의미다. 이 슬로건은 국가에서 장려하는 건강 캠페인의 일환으로 일본 전역으로 확산되었다.

하라하치부는 이 책의 주제에 부합하는 좋은 예시다. 머리가 배를 이긴다. 배 속에서 '더 먹을 수 있어'라고 하면, 머리가 '그래도 지금 멈추자'라고 말할 수 있다. 하라하치부는 내 몸에서 보내는 신호에 귀 기울이라는 뜻이다. 일종의 음식 섭취를 위한 마음챙김 수련인 셈이다. 약간의 연습과 규칙만 필요하다. 절식을 실천에 옮기기 위해 일본인이 될 필요는 없다.

건강한 노화를 위해 위胃만 중요한 것이 아니다. 영적인 측면도 중요하다. 종교가 건강하게 나이 드는 데 도움이 될까? 장수를 위한 특별한 슈퍼푸드가 없듯이, 오래 사는 데 도움을 주는 특별한 종교는 없다.

이탈리아 사르데냐 사람들은 가톨릭교 신자다. 오키나와에서는 조상이 자신의 삶을 지켜준다고 믿기 때문에 조상을 숭배한다. 제칠안식일교 성도들은 신앙심이 강하고 머지않은 미래에 구세주가 재림하길 소망한다. 그리스 이카리아섬의 많은 초고령자는 수십 년째 열혈 공산주의자다. 호의적인 관점에서 공산주의를 일종의 서구 종교라고 볼 수 있다.

여기에서 중요한 기준은, 깊은 교제를 하고 같은 생각을 가진 사람들의 공동체에 속해야 한다는 것이다. 정해진 일상을 넘어서, 인생의 의미를 찾는 것이다.[7]

가장 원시적이고 자연스러운 형태의 공동체는 당연히 가족이다. 지금도 사르데냐에서 노인들은 대가족의 테두리 안에서 꾸준히 확고한 위치를 차지하고 있다. 이보다 더 좋은 것은 없다.

하지만 인간이 함께 살아가는 하나의 형태로서 대가족은 점점 사라져가는 모델로, 이 추세는 전 세계적이다. 부유해질수록 가족의 규모는 줄어든다.

대안을 찾을 수 있다. 제칠안식일교 성도들이 연합한 공동체는 대규모 대안 가족과 유사하다. 함께 기도하고, 기념하고, 교제하는 일은 의미가 있다. 이 체제가 종교 없이도 잘 돌아갈 수 있다는 사실은 오키나와 주민들에게서 확인할 수 있다. 일종의 친목계인 모아이는 훨씬 실용적인 방식이다. 다섯 명씩 연령별 모임을 결성한다. 함께 살 가족이 없는 곳에서 하나의 모임을 만드는 것이다.

모든 일은 머리 쓰기 나름이다. 반드시 종교를 통해 특별한 의미를 찾을 필요는 없다. 스스로 의미를 찾아갈 수 있다.

일본어에 '이키가이生き甲斐'라는 단어가 있다. 종종 '아침마다 일어나야 할 이유' 같은 미사여구를 덧붙여 쓴다. 시적 매력은 느껴지지만 반드시 필요하지는 않다. 일본어로 '이키'는 '삶'이고 '가이'는 '의미'다. 이키가이는 '삶의 의미'다. 삶의 의미는 일본인들의 사고와 장수 개념에서 중요한 역할을 한다.

일본뿐만 아니라 코스타리카의 100세 장수자들도 건강하게 오래 살려면 균형 잡힌 식사와 '인생 계획'이 필요하다고 여겼다. 프랑스의 실존주의 철학의 전제는 '존재의 이유'와 '삶의 기쁨'을 깨닫는 것이다. 스칸디나비아인들은 '편안함'을 뜻하는 덴마크 단어 '휘게hygge'의 원리를 지난 수십 년간 인생철학으로 발전시켰다. 일상에 더 많은 가치를 부여함으로써 존재의 기쁨을 느끼고자 한 것이다.

인생의 의미에 스스로 답할 수 있다면

일본인들은 수십 년의 자아 탐구를 통해 삶의 의미를 깊은 차원으로 승화시켰다. 일본에서 '이키가이' 개념은 14세기에 처음 〈다이헤이키〉라는 서사시에서 등장했다. 이 단어는 일본의 작가 나쓰메 소세키가 유명한 중편소설 〈행인〉에서 사용해 대중적으로 알려졌다. 여기에서 인생의 의미는 황제와 조국을 위한 끝없는 싸움에 있다.

이키가이는 두 가지 방향으로 해석된다. 첫 번째 방향은 공동체 의식이다. 그룹과 하나가 됨으로써 삶의 행복을 찾는 것이다. 아시아의 오랜 전통으로, 단체생활에 특별한 의미를 부여하고 학교와 교육체제의 목표도 여기에 있다. 반면, 서양에서는 개인과 고유한 개성을 개발하는 데 중점을 둔다. 지금은 일본에서도 서양식 사고가 점점 우세해지고 있다.

두 번째 방향은 자신만의 길을 찾는 것이다. 국가도 회사도 삶의 의미를 정해줄 수 없다. 스스로 의미를 찾아야 한다. 아무도 목표를 정해주지 못한다. 이와 관련해 일본 신경과학자 모기 겐이치로夏目漱石는 자신의 저서 (짧지만 읽을 가치가 있는) 《이키가이》로 인생의 지혜를 전하고자 했다.[8] 그는 인생의 의미를 찾기 위해 스스로 답해야 할 질문을 네 가지로 정리했다.

- 당신이 좋아하는 것(열정).

- 세상이 당신에게 필요로 하는 것(과제).

- 잘할 수 있거나 재능이 있는 것(소명).

- 돈을 벌 수 있는 것(직업).

모기 겐이치로는 이키가이가 대단한 의미를 찾는 것만을 중시하는 개념은 아니라고 명확히 밝힌다. 스칸디나비아의 휘게와 매우 유사한 관점으로, 일상에서 얻는 즐거움이 특히 중요하다는 것이다. 아침의 맑은 공기, 차 한 잔 또는 커피 한 잔의 향기, 햇살이 피부에 닿는 느낌 등. 그렇지만 이 역시 덧없다는 사실도 받아들여야 한다.

점점 많은 사람이 중독에 빠지고, 순간에 집착한다. 페이스북이나 인스타그램에 포스팅할 사진을 찍지 않고는 음식도 먹지 않는다. 즐기는 순간 또한 허무하게 지나간다는 것을, 그 순간을 사진으로 대체할 수 없다는 사실을 생각해보면 도움이 된다. 지금 같은 시대에 중요한 통찰이다.

의학자들과 과학자들도 이키가이의 개념에 공감하며, 연구를 통해 긍정적인 효과를 입증할 수 있을지 관심을 보이고 있다. 물론 입증할 수 있다!

일본 오사키 연구팀은 1994년 40~79세의 성인 4만 명을 대상으로 7년간의 장기 프로젝트에 돌입했다. 참여자에게 이키가이에 대해 질문했다. "자신의 삶에 대해 살 만한 가치가 있다고 생각하십니까?" 여기에 "예", "아니요", "모르겠다" 중 하나로 답변해야 했다. 2008년 높은 체질량 지수BMI, 흡연, 음주 등 결과를 왜곡시킬 수 있는 요인들은 통계에서 제외한 후 연구 결과를 발표했다. 놀랍게도 이키가이에 대해 긍정적으로 답변한 사람들의 95퍼센트는, 연구가 끝나고 7년 후에도 모두 살아 있었다. 하지만 이키가이를 느끼지 못한 사람들의 생존율은 83퍼센트에 불과했다.[9]

매우 소모적인 연구지만 의학적 측면에서 의의가 매우 크다. 일반적으로 의학에서 '사회적 교제'나 '삶의 의미'는 다른 요인으로 간주된다. 이 경우 혈압이나 콜레스테롤 수치를 쉽게 측정할 수 없기 때문이다. 많은 통계에서 이 수치는 제외된다. 통계적으로 조사할 수 없다면 과학적으로는 의미가 없다고 보는 것이다. 오사키 연구는 이 수치들이 얼마나 중요하고 과학적으로 입증 가능한지 알려주는 좋은 예다.

오키나와를 비롯한 블루존에 사는 주민들은 식사와 생활양식이 건강한 장수에 결정적인 영향을 미친다는 사실을 보여주었다. 여기에 덧붙여 삶에 의미를 부여하는 것도 중요하다. 그 의미는 물론 스스로 찾아야 한다. 여기에서 다시 머릿속의 회색 뇌세포가 필요하기 때문이다.

8
젊음은 오래! 노년은 행복하게!

* 세계에서 기대수명이 현저히 높은 지역들을 블루존이라고 지칭한다.

* 블루존 주민들이 장수하는 이유는 유전적 요인이 아니라 생활양식과
  식사에 있다.

* 누구나 자신의 개인적 특성에 맞춘 '블루존 식이요법'에 포함시킬 수
  있는 특수한 식품 외에 블루존 주민들로부터 배워야 할 모습이 있다.
  아주 적은 양만 먹는다는 것이다(칼로리 제한의 원칙).

* 사회적 환경 역시 중요하다. 대가족 또는 친구들과의 끈끈한 우정은
  건강하게 나이 들기 위한 최고의 선물이다.

* 일본에서 이키가이는 '삶의 의미 찾기'에서 생활 속에서 실천 가능한
  일상의 철학으로 발전했다. 일본인뿐만 아니라 모두에게 유익한 개념
  이다.

9장

불치병 치매,
극복 가능할까?

: 망각과의 싸움에서 이기는 법

**JUNG BLEIBEN IST
KOPFSACHE**

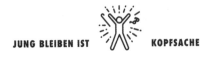

JUNG BLEIBEN IST　　　　KOPFSACHE

우리 몸의 모든 기관과 마찬가지로 뇌도 병들 수 있다. 다른 기관과 달리 뇌 질환은 특히 한 가지 환경적 요인, 즉 노화에 그 책임이 있다. 물론 젊은 나이에도 뇌에 병이 생길 수 있다. 예를 들어, 뇌수막염은 연령을 불문하고 발생할 수 있다. 간혹 전형적인 소아병인 홍역이 뇌염으로 발전하기도 한다. 혈관이 풍선처럼 늘어나는 선천성 질병인 동맥류에 걸리면 언제든 혈관이 터질 수 있고 뇌출혈을 일으킬 위험이 있다. 심근경색과 마찬가지로 뇌경색도 동맥경화로 인한 변화의 결과이며 중년에 유사한 증상이 나타날 수 있다.

　암은 사실상 세포의 성장이 통제되지 않는 상태를 말한다. 일반적으로 신경세포는 분화된 후 더 이상 분열되지 않기 때문에 신경세포에서 암이 처음으로 발생할 위험은 없다. 하지만 일종의 뇌 '접합질'인 신경아교세포는 예외다. 이 세포들은 세포분열은 물론이고 변성될 수 있는 능력도 가지고 있다. 교모세포종은 다행히 흔치 않지만, 매우 공격적인 뇌종양이다.

250

뇌전증에서 조현병에 이르기까지, 뇌에 원인이 있고 모든 연령층에서 발병되는 신경 및 정신 질환도 많다.

다양한 질병 스펙트럼에도 불구하고 뇌 질환을 하나로 연결시키면, 신경퇴행성 질환이다. 정확히 알츠하이머병이다. 치매의 일종이지만, 나이 듦에 따라 지적 능력을 상실하는 것에 대한 동의어가 되었다. 파킨슨병도 운동 능력뿐만 아니라 지적 능력을 상실하는 신경퇴행성 질환에 속하며, 주로 노인성 질환이다.

기대수명과 함께 증가한 알츠하이머병

20세기 후반에 사람들은 주로 암을 두려워했지만 지금은 알츠하이머병에 대한 불안이 1위를 차지한다. 여러 가지 이유가 있다. 기대수명이 증가하면서 노화 관련 질환에 걸릴 위험성도 함께 커졌다. 과거에 치매는 흔치 않았지만 지금은 주변의 지인들이 대부분 알츠하이머병이라고 말해도 과언이 아닐 정도로 흔한 병이 되었다.

사람들이 알츠하이머병을 특히나 두려워하는 이유는 통증, 삶의 질 제한, 기능 상실과 연관된 여타의 기관 질환과는 다른 병상을 나타내기 때문이다. 알츠하이머병은 우리의 뇌, 기억력, 저장된 추억, 본래의 성격을 망가뜨린다. 알츠하이머병의 진단은 본래의 자아와 서서히 이별하는 일이다. 현대 의학의 힘으로 해결되는 통증보다 해결할 수 없는 알츠하이머병이 사람들에게 더 큰 공포심을 일으킨다. 알츠하이머병은 신체 기관의 기능적 상실보다 불안감이 훨씬 크다. 인간에게 뇌를 잃는 것은 곧 자신을 잃는 일이기 때문이다.

사람들이 암보다 알츠하이머병을 더 겁내는 마지막 이유가 있다. 현재 암은 대부분의 경우 치료가 가능하지만, 알츠하이머병은 그렇지 않다. 수십 년 전부터 전 세계의 제약회사들이 알츠하이머 치료제를 출시하기 위해 막대한 비용을 연구에 쏟아붓는 등 거액을 투자하고 있다. 알츠하이머 발병 건수가 꾸준히 증가하고 있다는 점에서 수십 억대 규모의 사업으로 커질 전망이 보이기 때문이다.

하지만 알츠하이머 치료제를 개발하기 위한 모든 노력은 지금까지 대실패였다. 2019년 아두카누맙이라는 작용물질이 소위 임상 실험 3단계, 즉 승인을 앞두고 전면 중단되었다. 중단 이유는 효과가 떨어진다는 것이었다. 이에 대해 2018년 〈독일의학협회 저널〉은 '항치매제 줄줄이 실패 행렬'이라는 회의적인 제목의 기사를 냈다.[1] 항치매제 개발에서 아무런 성과를 얻지 못하자 제약회사들은 치매 연구에서 손을 뗐다. 제약업계의 대기업 화이자는 2018년 수십 년간의 치매 연구를 최종적으로 중단했다. 비용뿐만 아니라 좌절감도 너무 큰 탓이었다.

환자들을 불안과 공포로, 의사들을 혼란으로, 제약회사들을 좌절로 몰아넣는 알츠하이머병 뒤에는 정확하게 무엇이 숨겨져 있을까?

의학사에서 알츠하이머병은 상당히 역사가 짧은 병이다. 처음 학계에 보고된 때가 1906년이다. 그럼에도 당연히 알츠하이머병은 오래전부터 존재해왔다. 17세기에 윌리엄 셰익스피어는 희극 〈당신 뜻대로〉에서 귀족 자크에게 나이 듦을 "이상하게 변해가는 이야기를 끝내는 마지막 장은 제2의 아동기이며, 눈도 이도 미각도, 모든 것을 상실한 완전히 망각한 상태다"라고 표현했다. 이 문장은 치매의 마지막 단계를 상당히 정확하게 묘사하고 있다. 이 얼마나 예리한 관찰이며 영국의 위대한 극작가다운 묘사인가? 하지만 셰익스피어병이 아니라 알츠하이머병이라 불리게 된 데는 타당한 이유가 있다.

1864년 독일 운터프랑켄 지역의 마르크트브라이트에서 태어난 알로이스 알츠하이머Alois Alzheimer는 그의 이름을 따서 명명된 병상으로 여러 차례 학문적 업적을 세웠다. 알츠하이머가 젊은 시절 프랑크푸르트에서 신경과 전문의로 있을 때 정신이 이상한 여인이 병원으로 이송되었고 그는 그녀의 치료를 담당했다. 하지만 그는 그녀의 정신쇠약을 고치기 위해 아무것도 할 수 없다는 사실을 금세 깨달았다. 그는 병의 진행 경과를 꼼꼼하게 기록으로 남겼다. (이 여인은 아우구스테 D.라는 이름으로 의학사 연감에 등록되었다.)

그사이에 알츠하이머는 뮌헨으로 자리를 옮겼지만 아우구스테 D.에 대한 관심은 사그라들지 않았다. 그녀가 사망한 후 그는 그녀의 뇌를 받아올 수 있었고 직접 해부를 진행했다. 이때 그는 신경세포에 생긴 단백질의 변화(타우 단백질)와 세포들 사이의 특징적인 응집물(베타아밀로이드반)을 발견했다. 지금도 이 두 가지는 알츠하이머성 치매의 전형적인 조직학적 변화로 간주된다.

20세기 초반까지 알로이스 알츠하이머는 전도유망하고 학식 있는 의사들 부류에 속해 의료 행위와 과학적 연구를 연계했다. 이들은 낮에는 병상을 지키고 밤에는 현미경으로 연구했다. 요즘에는 이런 의사들이 멸종되었지만 말이다. 알츠하이머는 임상의 병상뿐만 아니라 특징적인 병리학적 변화를 요약해 설명하는 데 성공했다. 그는 연구의 핵심 내용을 1906년 11월 3일 남독일 정신과 의사 37차 총회에서 발표했다. 현대 의학사에 이정표를 세운 연구였지만, 당시에는 거의 주목받지 못했다. 회의록에는 '논의할 필요가 없음'이라고 기록되었다.

알로이스 알츠하이머의 발표를 통해 병상은 소개되었지만 대중의 인식에 자리 잡지는 못했다. 오랫동안 이것은 신경학 교재의 각주에만 남아 있었다. 나이가 들어 기억력이 점점 쇠퇴하는 것은 질병이 아닌 정상적인 노화 프로세스로 여겨졌다. 항노화 의학에서는 지극히 정상적인 노화 프로세스를 인위적으로 병리화하려 한다고 주장했다. 그러나 알츠하이머병의 사례는 질병과 '정상적인 노화 프로세스'의 경계가 얼마나 모호한지 여실히 보여주었다. 고령의 치매는 흔하다고 생각할 수 있다. 그러나 치매는 '정상'적인 상태가 아니다. 노화 프로세스로 인해 나타나는 필연적인 결과가 아니기 때문이다. 치매는 명확하게 정의된 질병으로, 예방 및 치료 조치가 필요하다.

1980년대에 이르러 알츠하이머병은 대중적인 주제가 되었다. 대중의 폭넓은 관심은 유명인이 알츠하이머병에 걸리면서부터 시작되었다. 탁월한 매력을 소유한 여배우 리타 헤이워스Rita Hayworth 는 1940년대에 풍만한 몸매로 할리우드 영화의 여신이었다. 아름다움과 후광으로 '사랑의 여신'이라는 별칭을 얻기도 했다. 30년 후에 그녀는 공식 석상에서 이상한 행동을 하고 점점 기억을 잃어가는 모습을 보이며 대서특필되었다. 당시 이상 행동을 보이면 과도한 음주에서 그 원인을 찾곤 했는데, 그녀는 이 경우에 해당하지 않았다. 1984년 리타 헤이워스의 주치의는 그녀가 알츠하이머병이라는 희귀 질환을 앓고 있다고 발표해 모두를 충격에 빠뜨렸고, 그제야 이 병이 세상에 알려졌다.

로널드 레이건 전 미국 대통령은 1994년에 "저는 지금 제 인생의 석양에 들어가는 여행을 하고 있습니다"라고 말하며 감동적인 연설로 자신이 알츠하이머병에 걸린 사실을 공개했다. 그렇게 알츠하이머병은 더 이상 희귀병이 아니라는 사실이 대중의 인식에 자리를 잡았다.

알츠하이머병은 희귀병이 아니다. 실제 발병 건수는 충격적인 수준이다. 2020년 독일 알츠하이머협회의 보고에 따르면, 현재 독일에 약 170만 명의 치매 환자가 있다. 게다가 매년 30만 명의 치매 환자가 새로 추가되고 있다. 기대수명이 증가하고 있기 때문에 치매 환자의 절대적 수치도 증가할 것이다. 예방과 치료를 위한 결정적인 돌파구가 없는 한 2050년까지 치매 환자 수는 약 300만 명으로 증가할 것이라고 한다.[2]

치매 환자의 뇌에 나타나는 변화

    향후 몇 년 내에 치료의 돌파구가 마련될 것이라는 희망을 걸 수 없는 상황이다. 신약 개발을 위한 임상 연구가 처참하게 실패하면서 낙관적 태도를 유지하기 힘들어졌다. 30년에 걸친 연구 끝에도 알츠하이머병 치료에 효과적인 제제를 도입할 가능성은 보이지 않는다. 의학계에 길이 남을 연구 성과는 아니지만, 단언할 수 있다. 아우구스테 D.가 현대적 신경 클리닉에 오더라도 130년 전과 별반 차이가 없을 것이다.

    실패의 원인들이 현재 집중적으로 논의되고 있다. 치매 환자들의 뇌에 나타난 두 가지 주요한 변화는 알로이스 알츠하이머의 연구를 통해 일찍 발견되었다. 하나는 주로 세포 내 영양소 운반에 사용되는 단백질 구조, 소위 타우 단백질의 세포 내 변화다. 다른 하나는 베타아밀로이드의 응집체, 즉 단백질 파편이 세포 사이에서 덩어리로 뭉쳐진 '반Plaques'이다. 베타아밀로이드반은 문자 그대로 '기억의 묘비석'이다.

일찍이 알츠하이머 연구는 두 그룹으로 나뉘었다. 타우 단백질을 질병의 핵심 인자로 간주하는 그룹과 베타아밀로이드반을 질병의 결정적 원인이라고 여기는 그룹이다. 업계 은어로 각각 '타우주의자Tauist'와 '아밀로이드주의자Amyloidist'라고 불린다.

아밀로이드주의자들이 더 막강하고 영향력 있는 집단이다. 따라서 신약 개발은 아밀로이드 단백질 응집 억제, 이른바 기존의 반 분해를 촉진할 수 있는 제제에 집중되었다. 수십 년째 연구 중인 '알츠하이머 백신'도 아밀로이드 단백질 제거에 중점을 두고 개발되고 있다. 해당 제제는 임상 1단계에서 아밀로이드반의 수가 감소하며 효과를 입증했으나, 유감스럽게도 병의 진행에는 영향을 끼치지 못했다. 현재 대부분의 연구자는 기존의 베타아밀로이드반을 제거해도 이미 늦었다고 생각한다. 신경세포들의 기능이 고장 났기 때문에 복구가 불가능한 상황이다. '기억의 묘비석'의 이미지 그대로인 것이다. 묘지에서 묘비석을 제거한다고 죽은 사람을 다시 살릴 수는 없다.

치료는 아주 초기 단계부터 시작되어야 한다는 데 모든 사람의 의견이 일치한다. 경도인지장애MCI라고 불리는 치매 초기 단계에서 기억력 손상이 최초로 확인된다. 임상 진단으로 확인된 치매와의 차이는 이 초기 단계에는 일상생활 수행 능력ADL에 제한이 없다는 것이다. 약리학자들은 치매 초기 단계의 환자들을 조기에 발견해 지금까지 실패라고 여겨진 제제를 통해 효과를 얻고 치료에 성공하는 데 희망을 걸고 있다.[3]

조기 발견과 조기 치료의 중요성은 막대한 비용이 드는 임상 단계에서부터 검증되어야 한다. 시작 단계에서 성공한다고 해도 해당 제제를 승인받기까지 수년이 걸린다. 전반적으로 암울한 상황에도 좋은 소식이 있다. 알츠하이머병 치료가 실패와 후퇴를 거듭하면서 극적인 특징을 보인 만큼 치매를 예방할 수 있다는 인식이 확실히 정착했다는 사실이다. 여러 가지 조합에 근거한 다양한 방안으로 모든 연령에서 실행할 수 있다.

'예방이 치료보다 낫다'라는 슬로건이 너무 자주 사용되면서 재미로 보는 '포춘 쿠키가 주는 지혜' 같은 취급을 받고 있지만, 그렇다고 해도 잘못된 말은 아니다. 치료할 방법이 없다면 더더욱 예방이 중요하다. 지금부터 알츠하이머병 예방법에 대해 살펴보자.

훌륭한 예방 프로그램은 일찍 시작하는 것이다. 지나치다 싶을 정도로 일찍도 좋다. 많은 연구에서 아동기와 청소년기에 많이 학습한 사람은 나이 들어서도 알츠하이머병을 예방하기가 훨씬 쉽다는 사실이 입증되었다.[4] 학자들은 집중적인 학습을 통해 일종의 '인지 예비능cognitive reserve'이 형성된다고 가정한다. 기억 속에 저장된 것이 많을수록 몇 가지를 잃어도 극적인 결과가 바로 나타나지 않는 것이다.

골다공증의 병상 등 다른 영역에도 적용되는 원칙이다. 골질량은 청소년기에 형성된다. 20대 후반에 최대 골질량이 높을수록 골다공증 예방에 좋다. 초깃값이 높은 사람은 노년에도 골질량 손실이 적어 골절을 위협하는 '골절 문턱값'에 바로 도달하지 않는다. 노후 대비를 위한 재정 영역도 마찬가지다. 청(소)년기에 절약하면 예금 잔고가 많아서 노년에 빈곤을 피할 수 있다. 자동차 운전자도 그렇다. 여행을 떠나기 전에 연료를 가득 채워놓으면 여행 중에 연료가 떨어질 걱정을 하지 않아도 된다.

이는 지식 습득과 아동 및 청소년기의 교육에 국한되지 않는다. 젊은 시절에 많이 배우고 배움의 즐거움을 맛본 사람들은 노년에도 더 의욕적이라는 사실을 알 수 있다. '배우는 것보다 더 좋은 투자는 없다'라는 원칙은 거듭 입증되었다. 인생 중반의 직업적 성공뿐만 아니라 노년의 건강에도 해당하는 내용이다.

늦어도 중년부터 관리해야 한다

중년으로 넘어가자. 중년은 반복적이고 특징적인 건강 문제들에 대비해야 하는 시기다. 체중은 증가하고, 혈압은 상승하고, 콜레스테롤 수치는 임계값을 초과한다. 혈당 수치는 적정 영역을 벗어나기 일쑤다. 이 변화를 지표로 순환기 내과 전문의들은 40대부터 급증하는 심혈관계 질환의 위험성을 조기에 발견할 수 있다.

최근 이 모든 변화가 치매 위험 인자라는 사실이 알려졌다. 치매는 나중에 나타나지만 같은 인자에서 출발한다는 것이다. 알츠하이머성 치매뿐만 아니라, 혈관 변화로 인해 생기는 혈관성 치매를 통해 쉽게 설명할 수 있다.

우리 몸에서 대사가 가장 활발한 뇌는 특색 있는 혈관 공급 체계를 갖추고 있다. 혈액 순환 감소가 정상적인 기능에 유익하지 않다는 사실을 쉽게 알 수 있다. 고혈압과 높은 콜레스테롤 수치로 인해 생기는 동맥경화판이 혈관의 부피를 감소시켜 혈관을 비좁게 만든다. 게다가 판이 파열될 수도 있고, 내용물이 혈액 속에서 떠돌아다니는 작은 판(혈소판)과 결합해 혈전으로 끌려간다. 관상동맥에서 이런 일이 일어나면 심근경색이 발생한다.

뇌에서도 같은 일이 벌어질 수 있다. 뇌에 혈전이 생겨 뇌경색이 발생할 수 있는 것이다. 급성으로 더 큰 손상이 일어날 수도 있다. 뇌졸중의 원인이 되며 마비와 언어장애 같은 후유증을 동반한다. 뇌경색은 비교적 분산되어 있고 처음에는 뇌의 작은 영역에만 손상을 일으킨다. 하지만 시간이 흘러 손상 부위들이 누적되면 더 큰 기능 상실로 이어질 수 있다. 주로 복합성 경색 치매인 혈관성 치매에서 이런 일이 벌어진다. 혈관성 치매는 전체 치매의 3분의 2를 차지하는 알츠하이머병 다음으로 자주 발생한다. 두 치매가 복합적인 형태로 나타나는 경우도 많다.[5]

당뇨병도 뇌에 치명적인 영향을 끼친다. 첫째, 당뇨병이 특징적인 혈관 변화를 일으키기 때문이다. 이 경우에는 대개 작은 혈관에 변화가 일어난다. 둘째, 분자 영역의 혈당 증가는 노화 인자이기 때문이다. 당은 단백질과 지방에 접착제처럼 작용한다. 당이 단백질과 지방을 '아이싱icing'으로 덮고 기능을 손상시킨다. 당화된 분자는 최종당화산물Advanced Glycation Endproducts의 약자 AGE로 통용되고 있다. 당화 프로세스는 뇌에서도 일어난다. 제3형 당뇨병으로 불리는 독특한 형태에서도 이 프로세스가 일어난다.[6]

이제 심근경색도 당뇨병도 운명이 아니다. 예방 및 치료 방법들이 식사와 운동 등 생활양식을 바탕으로 잘 정착되어 있다. 이것으로도 충분한 효과를 얻을 수 없다면 혈압 강하제와 콜레스테롤 저하제 혹은 혈당 조절제가 있다. 심혈관계 질환에 걸릴 위험을 현저히 떨어뜨리고 당뇨병을 치료할 수 있다. 현재 관리를 잘하는 당뇨병 환자들은 대사장애가 없는 사람들과 비교했을 때 기대수명이 단축되지도 않았고 병에 걸릴 위험도 높지 않았다. 고로 치매는 예방할 수 있고 몇 년 미룰 수도 있다. 따라서 중년부터는 '심장에 좋은 것은 뇌에도 좋다'를 기본 원칙으로 삼아야 한다.

훈련을 통한 두뇌 근력 향상법

노년에 인지 예비능이 서서히 감소할 경우를 대비한 아주 특별한 조언이 있다. 두뇌 훈련을 하라는 것이다. 이름에서 이미 암시하듯이, 두뇌 훈련은 스포츠과학 개념을 바탕으로 한다. 근육은 체계적인 훈련을 통해 만들 수 있고 근력도 증가한다. 우리의 뇌에 이 원리가 작동하지 않으리라는 법이 어디에 있는가? 우리의 뇌는 근육이 아니라 주로 지방으로 이루어져 있어 사용할수록 점점 줄어들지만 훈련은 가능하다. '사용하지 않으면 기능이 떨어진다'는 인상적인 표현은 우리의 중추신경계에도 적용할 수 있다.

보디빌더가 근육을 키우는 만큼 뇌를 키울 수는 없다. 그래도 두뇌 훈련은 합리적인 대안이다. 인체의 민감한 사고 기관인 뇌는 손상되지 않도록 골질인 두개골로 둘러싸여 있다. 모든 뼈와 마찬가지로 두개골도 성인이 되면 더 이상 성장하지 않는다. 훈련으로 뇌가 급격히 성장한다면, 문자 그대로 머리가 폭발하고 말 것이다.

두뇌 훈련이 뇌의 크기 성장에 어떤 효과가 있는지도 입증되었다. 2006년의 런던 택시 기사에 관한 연구는 이제 전설이 되었다. 런던에서 택시 기사 자격증을 받으려면 먼저 수천 개의 도로명과 정말 파악하기 어려운 도로망의 배열을 기억해야 한다. 쉽게 말해, 런던의 택시 기사들은 너무 많은 정보를 저장하기 위해 계획적으로 뇌를 훈련해야 했다. 영국의 연구 그룹은 영상 촬영술을 이용해 이 훈련이 뇌의 구조에 뚜렷한 영향을 끼쳤는지 입증하고자 했다. 연구 결과, 기억과 관련해 중요한 뇌 구조인 해마의 크기가 일반인보다 택시 기사들이 실제로 더 컸다.[7] 두뇌 훈련의 효과가 입증된 것이다.

그렇다면 가장 좋은 두뇌 훈련 방법은 무엇일까? 십자낱말퀴즈와 스도쿠는 확실하게 우리의 회색 뇌세포를 키울 수 있는 과제다. 우리의 뇌는 수축과 이완 기능만 가진 근육보다 훨씬 복잡하다. 그래서 우리의 뇌는 수많은 과제를 담당한다. 중요한 과제만 언급하자면 자극 수용과 처리, 정보 저장과 불러오기, 논리적 사고, 문제 해결, 감정 불러일으키기와 통제 등이다.

두뇌 훈련은 뇌 전체가 아니라 부분적인 측면을 대상으로 삼아야 한다. 부분적인 측면은 훈련으로 개선할 수 있지만 다른 뇌의 기능에 전달되는 개선 사항은 제한적이다. 예를 들어, 규칙적으로 십자낱말퀴즈를 푸는 사람은 특정한 뜻의 단어를 금세 떠올리지만, 그의 논리적 사고력이 반드시 개선되는 것은 아니다. 이 상황을 농구에 적용해보자. 몇 시간 동안 골 넣기를 연습한 사람은 다음번 자유투에서 골을 넣을 확률이 높다. 하지만 그의 스키 실력까지 반드시 좋아지는 것은 아니다.

많은 인지 기능을 고려한 인터넷 기반의 두뇌 훈련 프로그램이 개발되었다. PC 화면에 기억력, 신경 근육 조절, 문제 해결 전략 등을 훈련할 수 있는 다양한 연습문제가 띄워진다. 물론 이것은 개선에 도움이 된다. 하지만 이상적인 두뇌 훈련은 아니다. 십자낱말 퀴즈, 스도쿠, 인터넷 기반의 '뉴로 조깅Neuro-Jogging' 등 종류와 상관없이 주로 집 안에서 두뇌 훈련을 한다는 것이 문제다.

지난 수십 년 동안 신경생물학을 통해 확실하게 밝혀진 사실이 있다. 우리의 뇌는 사회적 기관으로, 사회적 환경에서 상호작용을 하고 다른 뇌들과 서로 교류할 때 기능이 가장 활발하다. 따라서 비디오 게임으로 두뇌 기능을 향상하는 것보다 새로운 언어를 배우는 것이 훨씬 합리적이고 재미있는 방법이다. 언어를 배울 때는 다른 사람과 함께 연습해야 한다. 언어는 의사소통 수단 그 이상으로, 새로운 문화와 다른 나라를 더 깊이 이해하는 열쇠이기도 하다. 새로운 언어 대신 새로운 악기를 배울 수도 있다. 여기에도 원칙이 있다. 음악 그룹, 밴드, 오케스트라에 참여해 배우는 것이 가장 좋다. 다른 사람들과 교류를 통한 상호작용이 일어나기 때문이다.

아직도 새로운 언어나 악기를 암기식으로 배우려는 사람이 있는가? 더 쉽게 설명하겠다. 춤을 배워라. 가능하다면 파트너와 함께 배우는 것이 좋다. 춤은 우리의 인지 능력을 유지하는 데 중요한 세 가지 요인을 하나로 연결시켜준다.

- 학습: 새로운 춤을 배우려면 새로운 스텝과 움직임의 흐름에 익숙해져야 한다.
- 움직임: 춤을 출 때 더 활기차게 움직일 수 있다.
- 사회적 상호작용: 원래 춤은 둘이서 추는 것이다. 춤을 추려면 파트너에게 맞춰야 한다. 이것은 우리 뇌에서 종종 가장 까다로운 과제다.

노년에도 뇌를 젊게 유지하는 데 도움이 되는 몇 가지 요인으로 학습, 움직임, 사회적 상호작용이 있다. 의학에서는 뇌의 젊음에 무엇이 도움이 되는지 알고 싶어 하지 않는다. 수치적으로 얼마나 도움이 되는지, 세포 혹은 분자 기반으로 뇌에서 무언가를 찾아내기를 원할 뿐이다.

뇌는 끊임없이 학습한다

우리 뇌의 학습 과정에 '가소성'이라는 핵심 개념이 있다. 가소
성은 재료과학 용어로 '형성 가능한 것'을 의미한다. 우리는 고무
를 통해 탄력성을 배웠다. 고무는 힘이 가해진 후에도 원래의 상
태로 돌아갈 수 있다. 무엇보다 고무는 가형성이 뛰어나다. 우리의
뇌도 마찬가지다. 뇌의 이런 특성 때문에 '신경가소성'이라는 개념
이 통용되고 있다. 우리의 뇌가 아주 변하기 쉽다는 것은 뇌 연구
에서도 최신 지식에 속한다.

우리의 사고 기관인 뇌와 관련해 오랫동안 적용된 원칙이 있
다. 바로 성인이 되면 뇌의 발달이 거의 멈춘다는 것이다. 이때부
터 뇌는 서서히 감소하기 시작한다. 모든 시대를 통틀어 가장 위대
한 신경해부학자로 꼽히는 스페인의 산티아고 라몬 이 카할Santiago
Ramón y Cajal(1852~1934)은 아주 얇게 자르고 염색한 뇌의 단면을 현

미경으로 관찰한 후 최초로 일종의 '뇌지도'를 그렸다. 1928년 그는 자신의 교재에 이렇게 기록했다. "성인의 뇌에서 신경 경로는 고정되어 있고 변하지 않는다. 모든 것은 죽을 수 있지만, 아무것도 재생시킬 수 없다."

이제 우리는 이와는 전혀 다른 관점을 취하고 있다. 라몬 이 카할의 신경 경로는 신경세포의 가지들(뉴런)이다. 뉴런은 대개 신경 자극을 전달하는 한 개의 축삭돌기와 신경 자극을 다른 세포들로부터 수용하는 많은 가지돌기로 구성되어 있다. 이 가지돌기들은 특별한 접합부, 소위 시냅스를 통해 소통을 한다. 직접적인 접촉이 아니라, 신경 말단 사이의 작은 틈, 신호 전달 시 화학 전달물질(신경전달물질)을 가로지른다. 도파민과 세로토닌은 가장 잘 알려진 신경전달물질이다. 모든 신경세포는 약 1천 개의 시냅스를 만들어내며 다른 뉴런들과 약 1만 개의 연결을 수용한다. 약 850억 개의 신경세포에서 엄청나게 많은 수의 시냅스가 형성된다. 바로 여기에서 가소성의 원칙이 시작된다.

시냅스는 끊임없이 새로 형성되지만 사라지기도 한다. 학습과 망각은 이 원칙에 따라 작동한다. 우리가 새로운 것을 배우면 새로운 시냅스가 형성된다. 우리가 배운 것을 반복하면 시냅스가 강화된다. 배운 것을 오랫동안 소환하지 않으면 시냅스가 사라지기도 한다. 우리 뇌는 끊임없는 개조 과정을 겪는다. 시냅스 연결 변화를 통해 끊임없이 변신하는 것이다.

이 책을 끝까지 읽었을 때 여러분의 뇌는 전과는 다를 것이다. 더 많이 배울수록 뇌에 더 많이 요구하고 부담을 주기 때문에, 더 많은 시냅스 연결이 생성되어 여러분의 신경망은 더 촘촘해진다. 그 덕분에 학습이 더 쉬워진다. 기존의 것과 새로운 것이 연결되면 새로운 학습 내용이 더 쉽게 잘 저장된다. 여기에서 인간과 기계 사이에 근본적인 차이가 있다. 기계는 집중적으로 사용하면 마모된다. 반면, 우리의 뇌는 집중적으로 사용하면 점점 기능이 향상된다.

신경가소성은 새로운 것을 학습하기 위해서만 중요한 것이 아니다. 신경가소성은 일정한 범위까지 손상을 보완할 수 있다. 예를 들어, 뇌졸중 환자의 경우 뇌의 어떤 영역이 어느 정도로 손상되었는지에 따라 다르지만, 뇌졸중 발작 후 마비나 언어장애가 빈번히 발생하는데, 집중적인 재활 치료를 통해 종종 호전되기도 한다.

사멸된 신경세포들은 사멸된 상태로 남는다. 하지만 새로운 연결을 통해 뇌의 다른 영역으로부터 기능을 넘겨받을 수 있다. 알츠하이머성 치매에서 나타나는 손상에도 동일하게 적용된다. 특징적인 초기 손상으로 베타아밀로이드반이 나타난다. 베타아밀로이드반은 자기공명영상MRI이나 양전자단층촬영PET 등의 현대적 영상 촬영술로 확인이 가능하다. 그러나 위협적인 치매를 식별할 수 있는 확실한 방법은 아니다. 많은 연구 결과를 통해 뇌의 베타아밀로이드반의 양이 병의 중증도와 상관관계가 없다는 사실이 입증되었기 때문이다.

미국의 연구자 데이비드 스노든David Snowden의 '수녀 연구'는 우리에게 중요한 힌트를 준다. 스노든은 미국의 여러 수도원의 70세 이상 수녀 600여 명을 대상으로 20년 이상 연구했다. 매년 실시되는 표준 치매 검사를 검사 프로그램에 포함했다. 이 연구가 주목받은 이유는 모든 수녀가 사후에 자신의 뇌를 부검하는 데 동의했기 때문이다. 부검 결과와 과거의 치매 검사 결과의 상관관계가 조사되었고, 놀라운 사실이 밝혀졌다.

부검 시 많은 수녀에게서 심각한 퇴행 현상이 발견되었다. 많은 경우 뇌가 베타아밀로이드반으로 가득 채워져 있었다. 그런데 대부분 생전의 치매 검사에서는 알츠하이머병의 증상이 전혀 없었거나 조금 나타나는 정도였다. 수녀들은 베타아밀로이드반으로 인해 생긴 손상을 보완하는 데 성공했던 것이다.[8] 신경가소성의 측면에서 수녀들의 뇌는 베타아밀로이드반을 피하는 새로운 연결을 만들어냈다. 신경가소성은 신경퇴행성 변화를 막는 보호 인자로서 고령까지 활동 상태에 있다.

새로운 시냅스 형성이 신경가소성을 담당하는 유일한 인자는 아니라는 사실이 전에는 완전히 배제되었지만 몇 년 전부터 받아들여지고 있다. 우리 뇌는 줄기세포에서 완전히 새로운 신경세포를 만들 수도 있다.

뉴런의 신경가소성을 키워라

적혈구, 피부 세포, 장점막 세포들은 끊임없이 대량으로 새로 형성된다. 평생 보급품을 생산하고 세포분열을 통해 다양한 세포 유형을 만들 수 있다. 해당 줄기세포들이 이를 담당한다.

우리의 뇌는 예외다. 뉴런은 '감수분열 후 세포postmitotic cell', 즉 더 이상 세포분열이 진행되지 않고 줄기세포에 의해 복제될 수 없는 세포로 간주된다. 가지가 많은 신경세포는 매우 복잡해서, 비교적 단순한 피부 세포나 장의 상피세포에 비해 세포분열이 훨씬 어렵다. 특히 완전히 새로운 세포들이 뇌세포들의 복잡한 신경총을 뒤죽박죽으로 만들 수 있다. 그중 하나는 신경가소성이고, 다른 하나는 안정성이다. 그래서 새로운 신경세포들은 뇌의 안정성에 위험할 수 있다. 그런데도 안정성이 유지된다.

인간이 거의 독점적으로 소유하고 있는, 학습과 기억에 중요한 뇌 영역이 있다. 작은 구조인 해마는 좌반구와 우반구에 감싸인 상태로 측두엽에 깊이 놓여 있다. 해마는 '기억의 문'이라고도 하는데, 우리가 장기간 기억하려는 모든 정보가 이곳에서 처리되고 뇌의 해당 영역들로 전달되기 때문이다.

앞에서 언급한 런던의 택시 기사들은 많은 도로명을 공부해서 해마가 커져 있었고, 치매에 걸린 사람들은 해마가 줄어들어 있었다. 하필 여기에서 '성체 뇌신경 생성adult neurogenesis', 성인에게서도 새로운 뇌세포가 형성되는 과정이 일어나지 않는 것은 우연이 아니다. 학습과 기억은 인간에게 반드시 필요하다. 우리가 곧 우리의 기억이고, 우리의 기억만이 미래를 위한 계획도 가능하게 한다. 결국 치매는 신경 생성 감퇴와 관련이 있다고 설명할 수 있다.

정확하게 설명하자면, 우리의 후뇌에 성체 뇌신경 생성이 일어나는 두 번째 장소가 있다. 우리가 진화를 통해 얻은 포유동물의 유산이 여기에서 또 한 번 나타난다. 후각은 포유동물에게 매우 중요한 감각이다. 개와 쥐는 대부분의 시간을 코로 땅을 킁킁대는 데 보내며 온 세상의 냄새를 맡고 다닌다. 시각과 청각은 이들에게 기껏해야 부가 정보일 뿐이다. 반면 인간의 후각은 점점 도태되었다. 따라서 후각망울에는 적은 수의 퇴화된 성체 줄기세포가 아직 남아 있다. 우리가 해마의 성체 줄기세포들을 더 많이 사용해야 하는 이유다. 성체 줄기세포는 시냅스 연결을 형성하고 강화시키는 것 외에도 신경가소성을 바탕으로 한다.

성체 뇌신경 생성에 관한 지식은 몇몇 대중 과학서를 통해 널리 알려졌다. 이는 분명 환영할 일이지만 헛된 희망을 부추길 수도 있다. 사실 뇌의 줄기세포는 '머릿속 영생의 샘물'로 여겨지며 성급하게 극찬을 받았다. 그래서 거듭 강조하고 싶은 부분은, 새로운 신경세포를 생산하는 줄기세포는 실제로 해마에만 있다는 것이다. 훨씬 더 크고 복잡한 대뇌피질에는 없다.

대뇌피질은 신경퇴행성 변화로 인한 타격을 심하게 입는다. 즉, 신경세포 손상이 더 심하다는 뜻이다. 성체 뇌신경 생성은 우리 뇌에 대한 놀랍고도 주목할 만한 새로운 발견이다. 하지만 이것이 모든 신경퇴행성 질환, 알츠하이머병과 파킨슨병을 치료할 수 있는 해법은 아니다.[9]

어쨌든 뇌를 작동시키는 '신경가소성의 원칙'은 우리에게 용기를 준다. 실제로 우리의 뇌를 자극할 수 있는 방법이 많다. 이 분야의 선구자로 꼽히는 캐나다 심리학자 도널드 헤브Donald O. Hebb는 이를 최초로 입증했다. 1940년대에 실험실 쥐들을 대상으로 뇌의 변화를 연구한 그는 자녀들을 즐겁게 해주기 위해 주말이면 집에 이 쥐들을 데리고 가 아이들과 함께 놀 수 있게 했다. 얼마 지나지 않아 다음의 사실이 입증되었다. 주말에 그의 집으로 소풍을 가서 놀이 시간을 즐긴 쥐들은 인지 테스트(실제로 쥐에게도 표준화되어 있다)에서 주말 내내 좁은 철창에 갇혀 지낸 쥐들보다 훨씬 성적이 좋았다.

헤브의 집에서 받은 많은 자극이 쥐들에게 좋은 영향을 준 것이다. 하지만 그는 모든 쥐와 생쥐를 주말마다 집으로 데리고 와서 놀이를 시킬 수는 없었다. 대신 실험실의 철창을 흥미롭게 구성했다. 인공 터널 시스템, 쳇바퀴 등 쥐들이 함께 만날 수 있는 기회를 더 많이 제공했다. 이번에도 비슷한 결과가 입증되었다. 기분전환을 하기 좋은 환경일수록 쥐의 두뇌 건강에 좋았다.[10]

인간에게 자극이 많은 환경을 조성하는 일은 어렵지 않다. 헤브의 쥐들과 달리 우리는 추가적인 자극을 제공받기만을 하염없이 기다리거나 타인의 친절에 의존하는 존재가 아니다. 우리는 스스로 환경을 만들 수 있다. 여가시간을 이용해 많은 것을 체험하고, 여행하고, 문화 공연이나 행사를 감상하고, 사람들과 교제하면 신경가소성을 계획적으로 촉진시킬 수 있다.

결국 우리의 머릿속에 있는 핵심 기관은 끊임없이 감퇴하는 것이 아니라, 단지 지속적으로 개조하는 과정에 있을 뿐이다. 꾸준한 개조 과정 덕분에 고령과 초고령에도 계속 배울 수 있는 것이다. 이 과정은 퇴행성 결핍을 보완해준다. 특히 사물을 새롭게 생각할 수 있도록 돕는다. 이를테면 우리 자신의 노화를 대하는 태도와 방식이 바뀌는 점에서도 그렇다.

⑨ 젊음은 오래! 노년은 행복하게!

* 치매는 21세기의 유행병이다. 치매가 유행하는 데 일조한 요인은 두 가지다. 하나는 일반적인 기대수명의 증가이고, 다른 하나는 효과적인 치료법을 개발하려는 모든 시도가 실패한 것이다.

* 아직 효과적인 치매 치료법은 없지만 효과적인 예방법은 있다. 치매 예방은 청소년기부터 시작해야 한다. 뇌는 근육이 아니지만, 근육처럼 끊임없이 사용하며 훈련해야 한다. 청소년기에 많은 지식을 습득하고 평생 배우는 것이 가장 훌륭한 훈련 프로그램이다.

* 심장에 좋은 것은 뇌에도 좋다. 따라서 중년부터 혈압, 콜레스테롤 수치, 혈당에 유의해야 한다. 이 수치가 높으면 동맥경화증은 물론이고 치매에 걸리기 쉽다.

* 우리의 뇌는 사회적 기관이다. 다른 뇌들과의 교류는 '브레인 피트니스 프로그램'에서 중요한 요소다.

* 쥐 실험은 우리의 뇌를 새롭고 다양한 방법으로 자극할 수 있는 환경의 중요성을 알려준다. 우리의 뇌는 호기심이 많다. 호기심을 키워라.

10장

젊다고 생각하면
젊은이 아니겠는가

: 노화를 바라보는 새로운 관점

JUNG BLEIBEN IST
KOPFSACHE

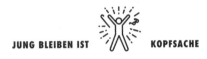

JUNG BLEIBEN IST   KOPFSACHE

새로운 관점으로 노화를 보는 것은 잘못 알고 있는 지식을 버리는 데서 시작된다. 노화에 대한 오해는 항노화 의학에도 어느 정도 책임이 있다. 그동안 노화는 능력과 기능이 지속적으로 감소한다는 의미의, 끊임없이 상실하는 과정으로 소개되어 왔기 때문이다. 노화를 결핍으로 이해하는 모델은 일반적으로 잘못된 것이다. 우리 머리의 핵심 기관인 뇌의 관점에서 이 모델은 특히 잘못되었다.

노화하는 뇌, 약화되는 기능

우리의 뇌도 노화하기 때문에 당연히 기능도 상실된다. 치매를 다룬 9장에서 우리는 이런 기능의 상실이 어느 정도까지 진행되는지 살펴보았다.

우리의 뇌는 다양한 기능을 갖춘 극도로 복잡한 기관이다. 뇌에서 노화 프로세스는 다양한 속도로 진행된다. 많은 기능이 매우 이른 시기에 노화에 접어든다. 하지만 전혀 노화되지 않는 기능도 있다. 실제로 몇몇 기능은 나이 들어서도 계속 발달한다는 사실이 최근에 밝혀졌다.

아주 이른 시기부터 약화되는 능력은 우리 뇌의 정보 처리 속도로, 25세부터 떨어지기 시작한다. 세포 영역에서도 설명이 가능하다. 신경세포는 소위 축삭돌기를 통해 정보를 전달한다. 자극 전도는 전기 신호를 이용해 전달된다. 모든 전기 케이블처럼 축삭돌기도 절연될 수 있다. 뇌에서는 신경아교세포가 이 역할을 맡는다.

신경아교세포는 원래의 신경세포에 가려져 있지만, 뇌의 모든 세포에서 약 90퍼센트를 차지한다. 절연이 뛰어난 축삭돌기에서 전기 신호는 도약하듯 전도함으로써 에너지를 절약하고 프로세스를 가속화시킨다. 물론 절연이 뛰어난 상태에서만 가능한 일이다. 20대 중반부터 신경아교세포의 기능 약화로 절연 성능이 점점 떨어진다. 그로 인한 영향도 있다. 우리의 머리가 예전처럼 잘 돌아가지 않는다는 것이다. 인간이 사고할 때 속도뿐만 아니라 정확성도 중요하다. 나이 든 뇌는 이 점에서 유리하다. 그 이유를 곧 알게 될 것이다.

이런 사정 때문에 신경과학에 호소하게 된 것이다. 지금까지 홀대받았던 신경아교세포에 더 많은 관심을 갖게 되었다. 뉴런, 원래의 신경세포는 이미 우리 뇌에서 중요한 활동을 하는 것으로 여겨졌다. 그래서 연구자들이 이 부분에만 열정을 온통 쏟아붓고 있다. 반면 신경아교세포는 신경세포를 위한 지지 조직을 형성하기 때문에 '접합질'에 불과하다고 여겨졌다. 신경아교세포를 공부하고 연구해봤자 큰 성과를 얻을 수 없었다. 그동안 관심을 받지 못했던 신경아교세포가 두뇌 훈련에 결정적인 역할을 한다는 사실이 속속 밝혀지고 있다.[1] 하지만 이 영역은 연구가 많이 되어 있지 않아서 이에 필요한 예방 대책도 많지 않다. '신경아교세포를 튼튼하게 지켜라'라는 제목의 안내서를 찾아봐야 헛수고일 것이다.

노화를 새로운 관점으로 본다는 것은 신경과학계에 우리 뇌의 세포들 중 '침묵하는 다수silent majority'를 더 많이 살펴달라고 호소하는 것이기도 하다. 뇌에는 신경세포보다 신경아교세포가 훨씬 많이 있기 때문에 신경아교세포는 훨씬 더 많은 주목을 받을 자격이 있다.

노화하는 뇌에서 약화되는 기능에 관해 다시 이야기하자. 다양한 과제를 동시에 처리하는 것, 그 유명한 멀티태스킹이 그중 하나다. 우리의 뇌가 효율적으로 작동할 수 있도록 하려면 노년에는 되도록 몇 가지 일에만 집중해야 한다. 이것이 반드시 심각한 기능 손실을 초래하는 것은 아니다. 노년에는 어느 정도의 통찰력, 조직화 능력, 선견지명으로 문제들을 잘 다룰 수 있다. 특히 선견지명과 통찰력은 노년에 점점 강화된다.

그렇다면 우리 뇌의 진짜 핵심 능력은 어떤 상태일까? 노화 프로세스가 우리의 지능과 기억력에 끼치는 영향은 어떠할까?

노인들의 지능과 기억력을 향상시키는 법

우리의 뇌는 복잡하다. 한 가지 유형의 지능이나 기억력은 존재하지 않는다. 둘 다 다양한 형태로 존재한다. 먼저 지능을 살펴보자. 지능을 두 가지 구성 요소로 나누는 모델에서는 유동성 지능과 결정성 지능으로 구분한다.

- **유동성 지능**fluid intelligence은 알고 있지 않아도 새로운 상황에 신속하게 대처하고 문제를 해결하는 선천적 능력을 의미한다. 이런 유형의 지능은 정보 처리 속도와 관련이 많다. 나이 들수록 떨어진다.

- **결정성 지능**crystallized intelligence은 그때까지 축적된 지식으로 작동되는 인지 능력을 의미한다. 직업 관련 지식, 보편적 지식, 인생 경험 등이 이에 해당한다. 나이 들수록 높아진다.[2] 오래 산 사람이 경험도 많다. 그만큼 더 큰 지식 창고를 사용할 수 있다.

그사이 또 다른 유형의 지능이 추가되었다. 사회적 지능과 감성 지능이 여기에 속한다.

- 사회적 지능social intelligence은 특히 다른 사람을 이해하고, 그들의 장단점을 정확하게 평가할 수 있는 능력을 말한다. 이런 능력이 있는 사람은 사람들을 한 그룹으로 모아, 자신들의 능력을 최적으로 발휘하고 모든 그룹이 그 혜택을 입을 수 있게 한다. 이런 팀 구성 능력은 스포츠, 기업, 정치에서 매우 중요하다. 사회적 지능은 어느 정도 선천적이다. 하지만 이 영역의 기술을 후천적으로 습득할 수 있다. 사회적 지능은 특히 인생 경험과 많은 관련이 있다. 이 말은 곧 나이가 많은 사람들이 이 능력이 더 뛰어나다는 뜻이다. 분데스리가에서 20~30대 선수들은 필드에서 축구를 한다. 40대 미만인 사람이 트레이너 벤치에 앉아 있는 경우는 드물다. 경제와 정치의 팀 구성도 이와 유사하다.

- 감성 지능emotional intelligence은 감정의 인식, 이해, 사용, 특히 감정의 영향과 관련이 있다. 1995년 미국의 심리학자이자 과학 저널리스트 다니엘 골먼Daniel Goleman의 《감성지능》이 세계적 베스트셀러가 된 후 이 개념은 일반인들의 인식에도 완전히 정착되었다.[3] 이 지능은 자신의 감정은 물론이고 다른 사람의 감정에도 적용된다. 사회적 지능처럼 어떤 것은 선천적으로 타고나고, 어떤 것은 후천적으로 습득 가능하며, 많은 것이 인생 경험을 통해 발전할 수 있다. 여기에서도 노인들이 더 많은 점수를 받는다. 많은 문화권에서 분쟁을 해결하는 대리 혹은 중재 기관이 있다. 감정이 극도로 격해져 있는 분쟁 당사자들을 서로 화해시키려면 전문 지식뿐만 아니라 높은 수준의 감성 지능이 필요하다. 이런 중재 임무는 거의 대부분 연륜 있는 사람들이 맡는다.

이제 기억력으로 넘어오자. 기억력도 세분화할 수 있다. 젊은 사람들은 더 빨리 배운다. 새로 수용된 정보에 대한 저장 공간이 더 크기 때문이다. 짧은 시간에 많은 것을 배울 수 있는 능력이 있다고 해서 반드시 더 많은 지식을 갖게 되는 것은 아니다. 대학교, 특히 엄청난 양의 전공 지식 시험을 봐야 하는 의대에서 '벼락치기 공부bulimia learning' 현상을 자주 접할 수 있다. 이 용어는 일종의 발작처럼 폭식을 하고 다시 토하는 섭식장애에서 따온 표현이다. 벼락치기 공부를 하면 뇌는 아주 빠른 시간 내에 엄청난 양의 학습 내용으로 꽉 채워진다. 가장 유리한 상황은 시험 직전에 벼락치기로 공부한 내용을 뇌의 기억 창고에서 불러오는 것이다. 하지만 이런 지식은 상대적으로 빨리 기억에서 사라진다.

나이 든 뇌에는 시간 단위로 수용할 수 있는 정보가 더 적다. 하지만 이런 뇌들은 기존의 뉴런 구조와 학습 내용을 서로 연결시키기 때문에 종종 더 뛰어난 정보 처리 능력을 발휘한다. 이것도 역시 교육심리학을 통해 이미 오래전부터 알려져 있었다. 새로운 지식은 기존의 지식과 합리적으로 연결될 때 잘 저장된다. 젊은이들은 더 빠르고 노인들은 더 꼼꼼하다는 사실이 확인된 셈이다.

우리의 인지 능력(지각, 사고, 인식)은 골밀도와 양상이 다르다. 골밀도는 나이 들수록 계속 감소한다. 하지만 우리는 골질량 감소에도 영향을 끼칠 수 있다. 조금 더 천천히 감소할 수 있게 조절한다는 의미에서 그렇다. 유감스럽게도 골질량은 계속 감소한다. 반면 뇌에는 우리가 노력하면 나이 들어서도 계속 발달시킬 수 있는 부분 기능들이 있다. 뇌에서도 노화로 인해 기능이 상실되는 부분을 창의적으로 보완하는 방법이 있다. 노화 연구자 파울 발테스Paul Baltes는 '선택적 극대화 및 보상 모델'에서 다음과 같이 요약했다.

- 선택selection은 자신의 목표를 명확하게 정의하는 것을 의미한다. 중요한 일과 과제에만 집중하고 부수적인 것들에 자주 신경 쓰지 않는다.
- 극대화optimization는 목표에 도달하기 위해 제공된 방법을 합리적으로 활용하는 것을 말한다. 연습과 체계적 훈련을 통해 이런 방법을 개선할 수 있다.
- 보상compensation은 특정한 능력을 잃으면 그 새로운 방식을 통해 보완할 가능성이 종종 생기는 것을 뜻한다. 경우에 따라 다른 사람의 구조나 지원을 이용할 수 있다.[4]

처음에는 모든 것이 상당히 추상적으로 보인다. 위의 모델이 어떻게 작동하는지 실제 사례를 살펴보자.

피아니스트 아르투르 루빈스타인Artur Rubinstein은 명실상부한 20세기의 피아노 거장이다. 그는 특히 90세에 가까운 고령에도 무대에 올라 사람들의 감탄을 자아냈다. 완벽에 가까운 예술적 기교로 말이다. 인터뷰에서 그의 꾸준한 성공 비결을 밝혔는데, 현재 그는 더 적은 곡을(선택), 더 자주(극대화) 연주한다고 한다. 그리고 빠른 악절이 시작되기 전에 일부러 속도를 늦춰, 객관적으로 과거보다 연주 속도가 현저히 느려졌지만 더 빠른 것처럼 보이는 효과를 낸다는 것이다(보상). 발테스의 원칙을 이보다 더 훌륭하게 설명할 방법은 없을 것이다. 우리가 조금만 머리를 쓰면 노화가 어떻게 멈춰지는지, 이보다 더 잘 알려줄 수 있는 예는 없다.

늙는다고 생각하면 늙는 것 아니겠는가

이제 여러분은 노화가 결핍이 지속적으로 축적되는 현상이 아니라는 사실을 확실하게 이해했을 것이다. 적어도 우리의 인지 능력은 나이 들어도 계속 발달할 수 있다.

그럼에도 대부분의 사람이 노년을 두려워하는 이유는 무엇일까? 언론에서 노년의 행복과 만족을 다소 우울한 이미지로 그리기 때문은 아닐까? 언론에서는 간병 비상사태라며 공포를 조장한다. 노년 우울증이 마치 팬데믹처럼 확산되는 것처럼 보인다. '노인 문제'와 관련해 항상 뉴스 프로그램에 나오는 고정적 이미지가 있다. 노인이 혼자, 의욕 없이, 우울하게, 공원 벤치에 앉아서 허공을 바라본다. 하지만 이제 우리는 언론 보도와 현실이 항상 일치하지는 않는다는 사실을 안다. 다행히 '노년의 만족'이라는 주제에서도 그렇다.

언론과 실제 이미지가 전혀 다르다는 사실은 학술 연구를 통해서도 입증되었다. 4장에서 이미 언급한 대로 노년의 행복 곡선은 전형적인 U자 형태를 나타낸다. 청소년기는 종종 행복한 시기로 알려져 있다. 불만족은 오히려 40~55세에 나타난다. 이 시기에는 일반적으로 직업에서 경력을 쌓고, 자녀를 양육하고, 대출금을 상환해야 한다. '인생의 러시아워'에서 인생의 행복을 느끼기란 어려워 보인다. 60대가 지나면 변곡점을 맞이한다. 곡선은 다시 상향세를 보이며 삶에 대한 만족도가 눈에 띄게 높아진다.

특히 주목해야 할 부분이 있다. 이 곡선에서는 80대에도 굴곡이 거의 없다는 것이다. 80대가 넘으면 건강한 생활양식을 지켜도 건강상의 문제들이 나타난다. 이런 문제들은 당사자들이 이미 잘 알고 있어서 삶에 대한 만족도에 거의 영향을 끼치지 않는다. 나이가 많은 사람들은 인생 경험을 통해 주어진 상황에 자신의 요구를 맞춰야 한다는 사실을 배웠기 때문이다.

에슈 교수는 《더 좋은 인생 후반전Die bessere Hälfte》에 이 내용을 정리했다. 에크아르트 폰 히르슈하우젠Eckart von Hirschhausen과 공저인 이 책에서 그는 이렇게 썼다. "행복과 만족은 역동적이다. 나이가 들면 우리는 육체의 건강에서 느끼는 만족으로부터 분명히 해방된다."**5** 알베르 카뮈의 에세이 《시시포스 신화》의 유명한 마지막 문장을 살짝 돌려 표현해보겠다. "우리는 시니어를 행복한 사람들이라고 소개해야 한다."

상투적인 문구처럼 들릴 수 있겠지만 꼭 다루어야 할 주제가 있다. 정말 나이가 들어도 젊은이처럼 생각할 수 있을까? '머리를 써야 젊음을 지킨다'는 주제가 더 복잡해지는 것은 아닐까? 결론부터 말하자면, 제한적이지만 인간은 실제로 더 젊게 생각할 수 있다.

여기에 기여하는 여러 가지 요인이 있다. 먼저 심리학에서 이미 오래전부터 알려진 현상, 이른바 '자기충족적 예언self-fulfilling prophecy'이 있다. 어떤 과제를 처음부터 할 수 없다고 믿는 사람은 그 과제를 해결하지 못할 가능성이 높다는 것이다. 반면 '나는 할 수 있어'라는 확신과 의식으로 과제에 접근하면 성공이 보장된 것은 아니지만 성공할 가능성은 높아진다. 노화에 대해서도 마찬가지다. 노년을 손실, 제한된 가능성, 활동 감소의 시기라고 생각하는 사람은 행동도 그런 새로운 현실에 빨리 적응한다.

우리는 이것을 의학의 다른 영역을 통해서도 알고 있다. 불안에 빠지거나 상처를 입은 상태에서 대부분의 질병은 '방어 태세'에 들어간다. 이런 태도가 오래 지속되면 지속적인 제한 혹은 장애로 발전한다. 그 결과 건강은 계속 악화되고 마지막에는 활동이 불가능한 상태가 된다.

여기에서 노년에 대한 태도로 다시 돌아가보자. 내가 노년을 새로운 기회와 가능성의 시기로 본다면 새로운 인생 시기에 대해 새로운 목표를 세울 것이다. 그러면 내 행동도 완전히 달라진다. 여기에는 당연히 노년뿐만 아니라 나 자신에 대해 어떤 이미지를 가지고 있느냐가 결정적인 영향을 미친다. 역동적인 자아상을 가진 사람은 이런 질문들을 던져볼 것이다. "목표에 도달하려면 무엇을 해야 할까?" "어떻게 하면 더 잘할 수 있을까?" 한편 정적인 자아상을 가진 사람은 이렇게 질문한다. "과연 무엇을 더 할 수 있을까?"

젊은이처럼 느끼는 사람은 역동적인 자아상을 추구한다. 자신이 젊다는 생각은 실제로 통한다. 우리가 생각하는 것이 우리의 행동에 영향을 끼치기 때문이다. 우리의 행동을 통해 우리의 현실을 만들어가는 것이다. 머리가 먼저 움직이고, 행동이 뒤따른다.

연구를 통해서도 입증할 수 있다. 1975년 미국 오하이오주 연구자들이 수십 년에 걸친 장기 연구에 착수했다. 연구 대상은 도시 전체의 노화였고, 연구 결과는 2002년에 발표되었다. 연구 참여자들은 자신의 노화와 노년에 대해 어떻게 생각하는지 20년 동안 여섯 차례 설문조사를 받았다. 조사 결과, 노화를 자신의 인생이 충만해지는 시기라 여기고 나이 든 사람에 대해 긍정적인 생각을 갖고 있던 사람들은, 노년에 대해 아무 기대도 없던 사람들보다 평균 7년 반을 더 살았다.

연구 책임자는 다음과 같은 설명을 덧붙였다. "우리가 사회 및 경제적 지위, 성, 사회적 관계, 인간의 건강을 통제했을 때에도 연구 결과는 그대로였다. … 우리의 연구를 통해 입증되었듯이, 평균수명이 7년 반 연장된 것은 대단한 일이다. 고혈압과 높은 콜레스테롤 수치가 평균수명을 약 4년 단축시켰다는 사실과 비교하면 긍정적인 자아상과 노화에 대한 긍정적인 이미지가 인간의 생존에 끼치는 영향이 더 크다."[6]

점점 늘어나는 인간의 수명

20세기에 많은 혁명이 일어났다. 그 가운데 상대적으로 관심은 많이 받지 못했지만 파급 효과는 가장 강력했던 인구통계학적 혁명이 있었다.

인간의 수명은 점점 늘어나고 있다. 1875년 독일의 기대수명은 38.5년이었다. 지금은 남성이 78세, 여성은 83세다. 불과 100년 만에 평균적인 기대수명이 두 배 이상으로 늘어났다. 지금 60세인 남성은 누구나 82세의 수명을 기대할 수 있다. 여성의 경우 그보다 긴 85세다. 95세 이상을 살 가능성도 남녀 모두 10퍼센트를 웃돈다.

특히 이런 인구통계학적 변화로 인한 수혜자는 초고령자들이 될 것으로 보인다. '하이델베르크의 100세 연구'는 독일의 초고령자 수를 아주 정확하게 조사했다. 이에 따르면, 독일의 100세 인구는 2000~2010년 두 배 이상으로 증가했다. 약 6천 명에서 1만 3천여 명 이상으로 증가한 것이다.[7]

이런 상황은 사실상 인구통계학적 혁명이다. 이는 특히 전통적 인생 계획, 특히 노후 대비 계획이 완전히 재설계되어야 한다는 뜻이다. 아동기, 청소년기, 경제활동기, 마지막으로 몇 년의 은퇴기, 이것은 완전히 시대에 뒤처진 모델이다. 이에 발맞춰 장기적인 사회적 재편이 필요하다.

1889년 제국 총리 오토 폰 비스마르크Otto von Bismarck가 독일에 연금보험제도를 도입했을 때 모든 경제활동 인구의 10퍼센트 미만이 이런 요구를 할 수 있었다. 대부분은 몇 년 동안 그 혜택을 입었다. 지금은 은퇴 후에도 고대와 중세의 기대수명에 맞먹는 시간을 더 산다. 이것은 리클라이너와 소파를 왔다갔다 하며 여생을 보내기에는 너무 긴 시간이다. 더 많이 벌어놓은 사람은 대부분 골프장과 크루즈 여행을 다니며 시간을 보낸다. 이보다 더 좋은 선택지가 없기 때문이다. 노후 대비를 잘해두었다고 해도 지루하기는 매한가지다.

프랑스인들이 '인생 제3기'라고 표현하는 노년에 무엇을 하며 시간을 보낼까? 가장 단순한 답은 더 오래 일하는 것이다. 보험회사와 연금공단 관리자들은 이미 오래전부터 그 필요성을 지적해왔다. 현재 우리는 노후를 충당할 경제적 여력이 없을 때까지 오래 살고 있다. 달리 표현해, 우리가 납입한 연금보험료에 비해 우리는 너무 늦게 죽는다. 하지만 정치인들은 금융 전문가들의 주장을 국민들에게 솔직하게 말하면 안 된다. 정당 정치인으로서 유권자에게 제대로 밉보이려면 연금 수령 연령 상향 조정이라는 주제를 언급해도 된다.

자발적으로 더 오래 일하고 싶어 하는 사람들도 있다. 의사들이 전형적인 예다. 사실 의사는 상당히 고된 직업이다. 평균적인 종합병원 의사는 야간 근무, 주말 근무, 당직 근무까지 합쳐 주 60시간을 일한다. 개업 의사는 이보다 훨씬 적게 일하지만 경영자로서 책임이 있다. 관료주의화 같은 지난 수십 년간의 변화가 의사 생활을 더 편하게 해준 것도 아니다. 그럼에도 의사는 여전히 멋있고 만족스러운 직업이다. 특히 많은 의사가 은퇴 연령에 도달한 후에도 계속 일할 수 있다. 종합병원에서 전일제로 근무하거나 굳이 병원을 개업하지 않아도 된다. 시간제 근무나 진료 시간을 줄여서 계속 일할 수 있다. 이것은 모두에게 유익한 모델이다. 의미 있는 일을 계속하고 싶은 의사의 입장에서도, 수십 년 경력의 의사에게 진료받는 것을 선호하는 환자의 입장에서도 그렇다. 이는 보건 시스템에도 해당한다. 모든 분야가 그렇듯이 전문 인력이 부족하기 때문이다.

많은 직업 영역의 상황이 이와 유사하다. 요즘 65세 노인은 대체로 건강하고 충분히 일할 수 있다. 육체노동 강도가 높은 직업의 경우 실제로 60세가 되면 거의 일을 할 수 없는 상태가 되기 때문에 소수만 일을 계속한다. 노조로부터 68세까지 계속 일할 것을 조종당하고 67세에 기력이 쇠해 작업 구조물에서 떨어지는 것은 통례가 아니다.

육체노동 강도가 높은 일은 이제 기계가 대신하기 때문에 줄어들고 있다. 서양에서 대부분의 사람은 머리 쓰는 일을 한다. 이런 사람들은 65세에도 아직 건강하다. 따라서 평생 유연 근무제에 대한 집중적인 논의가 필요하다. 경제활동을 끝내고 넉넉한 연금을 받길 원하는 사람들을 위해서가 아니다. 계속 일하고 싶어 하며 창의적이고 개인의 시간을 고려한 가능성을 제공하는 사람들에게 해당하는 이야기다. 실제로 이런 사람들이 꽤 많다. 노동시장의 유연성은 평생 근무제와도 관련이 있어야 한다.

계속 일을 하는 것은 반드시 일정한 직업을 갖고 일해야 한다는 의미는 아니다. 우리는 자신이 가진 지식을 다른 곳에 활용할 수 있다. 예를 들어, 더 좋은 세상을 만드는 데 기여하는 것이다. 예전에 개발도상국 봉사자는 젊은이들에게 이상적인 직업이었다. 이들은 직업 교육을 받은 후 몇 년 동안 '제3세계'에서 지원 활동을 하고 고국으로 돌아와 밥벌이를 할 직업을 찾아 정착했다.

새로운 세대의 개발도상국 봉사자들이 독일 본의 '시니어 전문가 서비스SES, Senior Expert Service'로 모이고 있다. 이 단체는 그사이 전 세계 160개 이상의 국가에서 활동하면서 전문 지식이 필요한 곳에 전문가를 파견하고 있다. 전 세계에서 활동하고 있는 이 단체 소속 전문 인력의 평균 연령은 67세다.

이제 직장 은퇴자들은 지원 활동을 위해 반드시 네팔이나 카메

론으로 떠날 필요가 없다. 이런 일은 이웃 국가들도 충분히 감당할 수 있다. 이곳에도 은퇴자들을 위해 의미 있는 과제와 명예직으로 할 수 있는 일이 많다. 이런 일을 하는 데 지나치게 이타적인 성격이 필요한 것도 아니다. 노년에 사회 프로젝트에 참여하는 사람들은 자신이 단지 주는 사람이 아니라는 사실을 금세 깨닫는다. 다른 세대, 다른 문화권, 다른 사회적 환경의 사람들과 끊임없는 교류를 통해 우리의 뇌는 자극을 받아 젊고 건강하게 유지된다. 자신이 한 일에 대해 조금만 인정받아도, 가장 좋은 경우로 감사 인사를 받으면 행복 호르몬이 자극된다. 다른 사람을 도우면 항상 좋은 일이 생긴다.

이와 관련해 사회적 영역에서도 몇 가지를 극대화할 수 있다. 직장 생활에서 은퇴한 많은 사람이 자신의 경험과 전문 지식을 활용해 다른 사람들에게 도움을 주고 싶어 한다. 어디에 도움을 줄지 모를 뿐이다. 반대로 많은 사회 프로젝트에 실력을 갖춘 봉사자들이 필요하다. 그런데 책임자들은 그런 사람들을 어디에서 모집해야 할지 모르는 경우가 많다. 정확한 매칭 서비스를 해줄 수 있는 국가 시설을 설립하지 않는 이유는 무엇일까? 진로를 어떻게 정해야 할지 모르는 젊은이들을 위한 직업 상담 시설은 생겼다. 은퇴 후에도 계속 일하고 싶어 하는 시니어들을 위한 '은퇴 후 상담 시설'이 없는 이유는 무엇일까?

계속 일하는 것과 계속 배우는 것은 다르다. 좋아하는 일을 하면 개인적으로 많은 가능성이 열린다. 이를테면 젊은 시절에 포기해야 했던 일에 다시 도전할 수 있다. 철학이나 예술사 공부는 흥미진진한 지적 모험이다. 하지만 학업을 마친 후 돈을 벌 수 있는 기회가 많지 않다. 따라서 대부분의 사람이 경영학이나 법학을 선택한다. 직장 생활에서 은퇴하고 안정적인 연금을 받게 되면 상황이 완전히 달라진다. 그때 못했던 공부를 왜 다시 시작하지 않는가? 이를 위한 시간, 특히 인생의 시간은 충분하다. 대부분의 경우 인지 능력도 충분하다. 나이가 많은 사람들이 이런 기회를 점점 더 많이 활용하고 있다. 문화센터 강좌 대신 대학 강의에 수강 신청을 하는 것이다. 실버 세대들이 캠퍼스를 누비고 있다. 함께 공부하는 젊은 친구들 사이에서도 이들은 인기가 많다. 대학에 다니는 시니어들이 일자리를 뺏어갈 리가 없다는 사실을 알기 때문이다.

노화를 새로운 관점으로 본다는 것은 단지 일하는 세계를 새롭게 구성하는 것이 아니다. 평생 공부할 가능성을 고민한다는 의미도 아니다. 오히려 이런 질문에 가깝다. 우리는 노년에 어떻게 어디에서 살아야 하는가?

나이 듦을 기회로 바꾸는 지혜

예전에는 나이 많은 사람이 대가족의 테두리 안에서 사는 것이 자연스러운 일이었다. 8장에서 살펴보았듯이, 일부 지역에서는 아직도 대가족 체제가 잘 돌아간다. 하지만 대부분의 경우 이 체제는 통하지 않는다. 한 가지 이유로 오늘날에는 가족 구성원이 충분하지 않다는 점을 꼽을 수 있다. 다른 한 가지 이유는 이동성이 증가하면서 가족 구성원들끼리 지리적으로 멀리 떨어져 살고 있기 때문이다. 그 결과는 무엇일까?

일반적으로는 최대한 오랫동안 혼자 살다가, 양로원이나 요양원에 들어간다. 오늘날 이것은 정상적인 모습으로 여겨진다. 이에 대한 대안도 있다. 브레멘 시장이었던 헤닝 쉐르프Henning Scherf는 아내와 함께 세대를 아우르는 주거 공동체를 세웠다. 그의 자녀들은 '뒤늦게 사춘기를 맞이한 낭만주의자'라고 비꼬았지만, 일은 계획대로 진행되었고 부동산뿐만 아니라 장래의 룸메이트들도 까다롭게 골랐다. 한 번쯤 읽어볼 만한 《눈부시게 아름다운 노후》에서 그가 재미있고 생생하게 묘사했듯이, 이 실험은 아주 잘 진행된 듯하다.[8]

물론 다세대 하우스는 새로운 표준 모델은 아니다. 하지만 이것은 노년에 대한 기존의 통념을 깰 수 있는 또 한 가지 가능성이다. 게다가 헤닝 쉐르프는 68세대에 속한다. 50여 년 전 68세대는 새로운 청년 문화를 세우고 대안적 주거 공동체를 시도했다. 현재 이 세대는 새로운 노년 문화를 창조하고 생활 공동체의 부활을 시도하고 있다. 당연히 원했던 결과를 얻지 못할 수도 있다.

장 폴 사르트르Jean Paul Sartre가 이런 말을 했다. "타인은 지옥이다." 살아가는 형태에서도 새로운 시도에는 항상 실패할 가능성이 내재되어 있다. 이런 맥락에서 또 한 사람의 위대한 시인 베르톨트 브레히트Bertolt Brecht의 《서푼짜리 오페라》에 나오는 문장을 인용하겠다. "상황은 변하기도 한다. 하지만 그렇게도 흘러간다."

노화를 새로운 관점으로 보는 것이 은퇴 후 새로운 인생을 설계하는 청사진이 될 수는 없다. 하지만 새로운 자극을 줄 수 있다. 고민은 누구나 할 수 있다. 하지만 시도는 스스로 해야 한다.

선진국 국민들이 엄청난 혜택을 누리고 있는 것은 확실하다. 우리는 이전 세대들보다 훨씬 오래 살 것이다. 이것은 몇 년 전만 하더라도 이 주제를 다루는 많은 사람이 우려하며 종말론적 멸망 전망을 제시하게 된 계기였다. 2004년 지금은 작고한 〈프랑크푸르터 알게마이네 차이퉁〉의 발행인 프랑크 쉬르마허Frank Schirrmacher가 《고령사회 2018》를 발표해 베스트셀러가 되었다. 이 책에서 그는 초고령 사회 시나리오를 이렇게 예상했다. "노인들이 몰락하는 초고령 사회 시나리오에서는 생물학적 목표를 이미 이행한, 더 이상 생식이 불가능하고, 더 이상 회복이 불가하며, 자연의 부름을 기다리고 있는 그룹이 사회의 다수를 형성한다."[9]

그런 일은 일어나지 않을 것이다. 전망은 오히려 낙관적이다. 60 플러스 세대는 이전에는 상상도 할 수 없었던 건강한 노년을 즐기고 있다. 이들의 대부분은 이미 은퇴했고 과거의 사람들이 꿈만 꾸었던 방식으로 경제적 안정을 얻었다. 이것은 완전히 새로운 전망을 열어줄 것이다. 현재 우리는 60대, 70대, 80대에도 완전히 새로운 인생을 설계할 수 있다. 우리는 이런 가능성을 활용해야 한다. 나이 듦은 더 이상 운명이 아니다. 사회에 대한 위협도 아니다. 이것은 오히려 기회다.

젊음은 오래! 노년은 행복하게!

* 노화는 결핍이 축적된 현상이 아니다. 나이가 들어서도 지적 능력을 계획적으로 꾸준히 발전시킬 수 있다.

* 우발적 원인으로 인한 인지 능력 상실은 똑똑한 방법으로 보완할 수 있는데, 선택적 극대화 및 보상 모델이 유용하다.

* 노화를 두려워하지 말자. 새로운 것을 시도하고 그동안 미뤄놓았던 것을 보충할 기회로 삼자. 노화에 대해 긍정적인 이미지를 갖고 있는 사람이 더 오래 더 잘 산다.

* 무작정 은퇴 생활을 즐기라는 것은 훌륭한 조언이 아니다. 나이 들어서 아무것도 하지 않으면 신체적·정신적으로 점점 의욕을 잃게 된다. 가만히 있는 것은 어리석은 행동이다.

* 일하는 것이 즐겁다면 할 수 있을 때까지 일해야 한다. 기회가 없다면 몰두할 수 있는 새로운 분야를 찾을 기회다. 노년을 위한 취미 생활은 필요 없다. 노년에 필요한 것은 정해진 과제다.

1장 조종당하는가, 스스로 결정하는가?

1   Rebecca A. Nebel, et al. (2018); Understanding the impact of sex and gender in Alzheimer's disease: A call to auction; Alzheimers Dement. 14(9); 1171-1183.

2   Gill Livingston MD, Jonathan Hutley PhD, et al. (2020); Dementia prevention, intervention, and care: 2020 report of the Lance Commission.

3   Bernd Kleine-Gunk; 15 Jahre länger Leben (2017); Gräfe und Unzer Lisa Mosconi (2021); Das weibliche Gehirn, Rowohlt.

4   Rong Lei, Yan Sun, Jiawen Liao, et al. (2021); Sex hormone levels in females of different ages suffering from depression; BMC Women's Health 21; Article number: 215.

5   Meharvan Singh, Chang Su (2012); Progesterone and Neuroprotection; Horm Behav. 2013 Feb: 63(2); 284-290.

6   Thea F. Mikkelsen, Sidsel Graff-Iversen, Johanne Sudby, Espen Bjertness (2007); Early menopause, association with tobacco smoking, coffee consumption and other lifestyle factors: a cross-sectional study; BMC Public Health 7, Article number: 149.

7   Risks and Beneftis of Estrogen Plus Progestin in Healthy Postmenopausal Women (2017); JAMA, 2002-Vol 288; No. 3; 321-333.

8   Kai Joachim Bühling, et al. (2012); Use of hormone therapy by female gynecologists and female partners of male gynecologists in Germany 8 years after the Women's Health Initiative study: results of a survey. Menopause; 19; 1088-1091.

9   Kyung-Jin Min, Cheol-Koo Lee, Han-Nam Park (2012); The lifespan of Korean eunuchs; Curr. Biol; 22(18): R792-793.

10   Molly M. Shoes, Alvin M. Matsumoto, Kevin L. Sloan, Daniel R. Kivlahan (2006); Low serum testosterone and mortality in male veterans; Arch Intern Med.; 166(15); 1660-1665.

11   Antonino De Lorenzo, Annalisa Noce, et al. (2018); MOSH Syndrome (Male Obesity Secondary Hypogonadism): Clinical Assessment and Possible Therapeutic Aproaches.

12   John P. Melnyk, Massimo F. Marcone (2011); Aphrodisiacs from plant and animal sources-A review of current scientific literature; Food Research International, Volume 44; 840-850.

13   Andrzej Bartke, Holly Brown-Borg; Life extension in the dwarf mouse; Curr Top Dev Biol. 004; 63; 189-225.

14   Etsuro Ito, Rei Shima, Tohru Yoshioka (2019); A novel role of oxytocin: Oxytocininduced well-being in humans; Biophys Physicobiol.; 16; 132-139.

15   Carsten K. W. De Dreu, et al. (2011); Oxytocin promotes human ethnocentrism; Proc Natl Acas Sci USA.; 1008(4); 1262-1266.

16   Linda Handlin (2010), Human-human and human-animal interaction; Acta Universitatis Agriculturae Sueciae 1652-6880 2010/98.

2장 결코 피할 수 없는 인생의 동반자

1   TK Techniker Krankenkasse (2016). Entspann dich Deutschland, TK Stressstudie.

2   Andrea Lohmann-Haislah (2012). Stressreport Deutschland 2012. Psychische Anforderungen, Ressourcen und Befinden. Bundesanstalt für Arbeitsschutz und Arbeitsmedizin.

3   Hans Selye (1976): Stress in Health and Disease; Butterworth-Heinemann.

4   Walter B. Cannon (1915); Wut, Hunger, Angst und Schmerz: eine Physiologie der Emotionen/aus dem Engl. Übers. Von Helmut Junker. Hrsg. Von

Thure von Uexküll, Urban und Schwarzenberg, München, Berlin, Wien (1975).

5   Rüya-Daniele Kocalevent, Annett Mierke, Gerhard Danzer, Burghard F. Klapp (2014); Adjustment disorders as a stress-related disorder: a longitudinal study of the associations among stress, resources, and mental health, PLoS ONE; 9: e97303.

6   James P. Herman, Michelle Ostrander, Nancy K. Mueller, Helmer Figuiredo (2005); Limbic system mechanism of stress regulation: Hypothalamo-pituitary-adrenocortical axis. Progress in Neuro-Psychopharmacol & Biol Psychiatry; 29; 2101-2113.

7   Rainer Hans Straub, Jürgen Schölmerich, Bettina Zietz (2000); Replacement therapiy with DHEA plus corticosteroids in patients with chronic inflammatory diseases-substitutes of adrenal and sex hormones. Z. Rheumatol; 59:Suppl 2; 108-118.

8   Jens Pruessner, Dirk H. Hellhammer, Clemens Kirschbaum(1999); Burnout, perceived stress and cortisol responses to awakening. Psychosom Med; 61; 197-204.

9   Hye-Geum Kim, Eun-Jin Cheon, Dai-Seg Bai, Young Hwan Lee, Bon-Hoon Koo (2018); Stress and heart rates variabilitiy: a meta-analysis and review of the literature. Psychiatry Investig; 15; 235-245.

10   Norman E. Booth, Sarah Myhill, John McLaren-Howard (2012); Mitochondrial dysfunction and the pathophysiology of Myalgic Encephalomyelitis/Chronic Fatigue Syndrome (ME/CFS). Int J. Clin Exp Med; 5 208.20.

11   Elissa S. Epel, Elizabeth H. Blackburn, et al. (2004); Accelerated telomere shortening in response to life stress; PNAS, Vol 101 no 49.

12   The Physiological Society (2017). Stress in modern Britain. https://www.physoc.org/ sites/default/files/press-release/4042-stress-modern-britain.pdf.

13   Marian Joels, Henk Karst, Ratna Anegela Sarabdjitsingh (2018); The stressed brain of humans and rodents; Acta Physiol (Oxf).; 223(2); e13066.

14   Jon Kabat-Zinn (1982); An outpatient program in behavioral medicine for

chronic pain patients based on the practice of mindfulnesss meditation: Theoretical considerations and preliminary results. General Hospital Psychiatry; 4; 33-47.

15 B. Rael Cahn BR, John Polich(2006); Meditation States and Traits: EEG, ERP, and Neuroimaging Studies. Psychological Bulletin; 132; 180-211.

3장 정신에도 면역 체계가 있다면

1   Emmy Werner (1977); The Children of Kauai. A longitudinal study from the prenatal period to age ten. University of Hawaii Press.

2   Dietmar Bengel, Armin Heils, et al.; Association of anxiety-related traits with a polymorphism in the sertotonin transporter gene regulatory region, Science, 274, 196; 1527-1532.

3   B. SeSalvo, Amanda D. Hyre, et al. (2007); Symptoms of Posttraumatic Stress Disorder in a New Orleans Workforce Following Hurricane Katrina; Journal of Urban Health; 84; 142-152.

4   Thomas Boyce, Claudia Van Den Block (2019); Orchidee oder Löwenzahn?: Warum Menschen so unterschiedlich sind und wie sich alles gut entwickeln können; Droemer.

5   Paul T. Costa Jr., Rober R. McCrae (1988); Personality in adulthood: A six-year longitudinal study or self-report and spouse ratings on the NEO Personality Inventory. Journal of Personality and Social Psychology, 54; 853-863.

6   Sonia Roccas, Lilach Sagiv, Shalom H. Schwartz, Ariel Knafo (2002); The Big Five personality factors and personal values. Personality and Social Psychology, 28; 789-801.

7   Stephen Soldz, George E. Vaillant(1999).; The Big Five personality traits and the life course: A 45-year longitudinal study. Journal of Research in Personality, 33; 208-232.

8   Ann S. Masten, Andrew J. Barnes (2018); Resilience in Children: Developmental Perspectives; Children (Basel).

4장 행복한 노인은 늙지 않는다

1   Yang Yang (2008); Long and happy living: Trends and patterns of happy
    life expectancy in the U. S., 1970-2000, Soc Sci Res. 37(4); 1235-1252.

2   Dariush Dfarhud, Maryam Malmir, Mohammad Khanahmadi (2014);
    Happiness & Health: The Biological Factors-Systematic Review Article;
    Iran J Public Health, 43(11); 1468-1477.

3   Andrea Rossi, Alessandra Barraco, Pietro Donda (2004); Fluoxetine: a review
    on evidence based medicine; Ann gen Hosp Psychiatry; 3: 2.

4   Richard E. Brown (1974); Sexual arousal, the Coolidge effect and dominance
    in the rat (rattus norvegicus); Animal Behaviour, Volume 22, Issue 3; 634-637.

5   James Olds, Peter Milner; Positive reinforcement produced by electrical
    stimulation of septal area and other regions of rat brain; Journal of Comparative
    and Physiological Psychology, 47(6); 419-427.

6   Angus Deaton (2008); Income Health and Wellbeing Around the World:
    Evidence from the Gallup Word Poll; J Econ Perspect, 22(2); 53-72.

7   Daniel Kahneman, Angus Deaton, et al. (2010); High income improves
    evaluation of life but not emotional well-being; PNAS, 107 (38); 16489-16493.

8   Tobias Esch (2011); Die Neurobiologie des Glücks: Wie die Positive
    Psychologie die Medizin verändert, Thieme.

9   Generali Deutschland AG (Herausgeber) (2017); Generali Altersstudie 2017:
    Wie ältere Menschen in Deutschland denken und leben; Springer.

10 Elizabeth M. Lawrence, Richard G. Rogers, Tim Wadsworth (2015); Happiness
    and Longevity in the United States; Soc Sci Med, 145; 115-119.

5장 뇌도 다이어트가 필요하다

1   Barbara S. BeltzMichael F. Tlusty, Jeanne L Benton, David C. Sandeman
    (2007); Omega-3 fatty acids upregulate adult neurogenesis; Neurosci Lett.,
    415(2); 154-158.

2   Claudio Franceschi, Judith Campisi (2014); Chronic inflammation (inflammaging)

and its potential contribution to age-associated diseases; Oxford University Press.

3   Kevin L Fritsche (2015); The science of fatty acids and inflammation; American Society for Nutrition.

4   Crystal Smith-Spangler, Margaret L. Brandeau, et al. (2012); Are organic foods safer or healthier than conventional alternatives?; A systematic review; Ann Intern Med,; 157(5); 348-366.

5   Erika Freemantle, Milène Vandal, Jennifer Tremblay-Mercier, et al. (2006); Omega-3 fatty acids, energy substrates, and brain function during aging; Prostaglandins Leukotrienes and Essential Fatty Acids; 75; 213-220.

6   Fernando Gómez-Pinilla (2008); Brain foods: The effects of nutrients on brain function; Nature Reviews Neuroscience, 9; 568-578.

7   Masazumi Harada (1995); Minamata disease: methylmercury poisoning in Japan caused by environmental pollution; Crit Rev. Toxicol,; 25(1); 1-24.

8   Eline Ryckebosch, Charlotte Bruneel, Romina Termote-Verhalle, et al. (2014); Nutritional evaluation of microalgae oils rich in omega-3 long chain polyunsaturated fatty acids as an alternative for fish oil; Food Chemistry, Volume 160; 393-400.

9   Ghulam Hussain, Florent Schmitt, Jean-Philippe Loeffler, Jose-Luis Gonzales de Aguilar (2013); Fatting the brain: a brief of recent research; Front Cell Neurosci; 7; 144.

10   Jyotiska Chaudhuri, Yasmin Bains, Sanjib Guha, et al. (2018); The role of advanced glycation end products in aging and metabolic diseases: bridging association and causality; Cell Metab.; 28(3); 337-352.

11   Kapil Gudala, Dipika Bansal, Faabrizio Schifano, Anil Bhansali; Diabetes mellitus and risk of dementia: A meta-analysis of prospective observational studies; J Diabetes Investig 2013 Nov 27; 4(6): 640-650; doi: 10.1111/jdi,12087.

12   Gemma Casadesus, Barbara Shukitt-Hale, Heather M. Stellwagen, Xiongwei Zhu, Young-Gon Lee, Mark A. Smith, James A. Joseph (2004); Modulation

of hippocampal plasticity and cognitive behavior by shortterm blueberry supplementation in aged rats; Nutritional Neuroscience, 7: 309-316.

13   Shirley Zafra-Stone, Taharat Yasmin, Manashi Bagchi, et al. (2007); Berry anthocyanins as novel antioxidants in human health and disease prevention; Molecular Nutrition & Food Research, 51(6); 675-683.

14   Yanyan Wang, Maoquan Xueqing Li, Xu, Min Song, Huanshen Tao, Yun Bai (2012); Green tea epigallocatechin-3-gallate (EGCG) promotes neural progenitor cell proliferation and sonic hedgehog pathway activation during adult hippocampal neurogenesis; Mol Nutr Food Res.; 56(8); 1292-1303.

15   So Jung Kim, Tae Gen Son, Hee Ra Park, et al. (2008); Curcumin stimulates proliferation of embryonic neural progenitor cells and neurogenesis in the adult hippocampus; Journal of Biological Chemistry; 283(21); 14497-14505.

16   Thomas Pekar, Aribert Wendzel, Walter Flak, et al. (2020); Spermidine in dementia; Wiener klinische Wochenschrift 132; 42-46.

17   Lauren W. Roth, Alex J. Polotsky (2012); Can we live longer by eating less? A review of caloric restriction and longevity; Maturitas; Volume 71, Issue 4; 315-319.

18   Maciej Gasior, Michael A. Rogawski, Adam L. Hartman (2006); Neuroprotective and disease-modifying effects of the ketogenic diet; Behav. Pharmacol; 17(5-6); 431-439.

6장   장내균은 존재한다, 고로 생각한다

1   Andreas Podbielski (2020); Die Hygienehypothese im Licht aktueller Mikrobiomforschung; Hautnah dermatologie 36; 38-43.

2   F. Bertram, D. Menge, Viola Andresen (2017); Die Bedeutung des Mikrobioms für die Adipositas; Der Gynäkologe 50; 111-119.

3   Jessica M. Yano, Kristie Yu, Gregory P. Donalsdson, et al. (2015); Indigenous bacteria from the gut microbiota regulate host serotonine biosynthesis; Cell 205 Apr 9; 161(2); 264-276.

4   Peter Holzer, Aitak Farzi (2014); Neuropeptides and the Microbiota-Gut-
       Brain Axis; Adv Exp. Med. Biol.; 817: 195-219.

5   Hsin-Jung Wu, Eric Wu (2012); The role of gut microbiota in immune
       homeostasis and autoimmunity; Gut Microbes; 3(1): 4-14; doi: 10.4161/
       gmic.19320.

6   Rima M. Hakaroun, Lucas Massier, Peter Kovacs (2020); Gut Microbiome,
       Intestinal Permeability, and Tissue Bacteria in Metabolic Disease:
       Perpetrators or Bystanders?; Nutrients; 2020 Apr; 12(4); 1082.

7   Tanya L. Cerajewska, Maria Davies, Nicola X. West (2016); Periodontists: a
       potential risk factor for Alzheimer's disease; BDJ Team 3, Article number 16062.

8   Michael I. McBurney, Cindy David, Claire M. Fraser, et al. (2019); The
       Journal of Nutrition, Volume 149, Issue 11; 1882-1985.

9   Jennifer G. Mulle, William G. Sharp, Joseph F. Cubells (2013); The Gut
       Microbiome: A New Frontier in Autism Research; Cur Psychiatry Rep.
       15(2); 337.

10   Remco Kort, Martien Caspers, Astrid van de Graaf, Wim van Egmond,
       Bart Keijser, Guus Roeselers (2014); Shaping the oral microbiota through
       intimate kissing; Microbiome 1, Article number 41.

7장 DNA는 잘못이 없다

1   Claire Joanne Steves, Timothy D. Spector, Stephen H. D. Jackson (2012);
       Ageing, genes, environment and epigenetics: what twin studies tell us now,
       and in the future; Age and Ageing; Volume 41; Issue 5; 581-586.

2   Peter Spork (2009); Der zweite Code: Epigenetik oder Wie wir unser
       Erbgut steuern können; Rowohlt.

3   Rebecca Scott Yoshizawa (2012); The Barker hypothesis and obesity:
       Connections for transdisciplinarity and social justice; Social Theory &
       Health 10; 348-367.

4   Krista S. Crider, Thomas P. Yang, Robert J. Berry, Lynn B. Bailey (2012);

Folate and DNA Methylation: A Review of Molecular Mechanisms and the Evidence for Folate's Role; Adv Nutr. 3(1); 21-38.

5   Denny Vagerö, Pia R. Pinger, Vanda Aronsson, Gerard J. van den Berg (2018); Patemal grandfather's access to food predicts all -causes and cancer mortality in grandsons; Nature Communications 9, Article number 5124.

6   Hu Wang, Tin Oo Khor, Limin Shu, et al. (2012); Plants Against Cancer: A Review on Natural Phytochemicals in Preventing and Treating Cancers and Their Drugability; Anicancer Agents Med Chem. 12(10); 1282-1305.

7   Yuan Yuan Shi, Xiao Bo Wu, et al. (2012); Epigenetic Modification of Gene Expression in Honey Bees by Heterospecific Gland Secretions; PLoS One; 7(8); e43727.

8   Run-Hua Wang, Ye-Fei Chen, Si Chen et al. (2020); Maternal Deprivation Enhances Contextual Fear Memory via Epigenetically Programming Second Hit Stress-Induced Reelin Expression in Adult Rats; International Journal of Neuropsychopharmacology, Volume 21, Issue 11; 1037-1048.

9   Miriam A. Schiele, Christiane Thiel, Jürgen Deckert, Michael Zaudig, Götz Berberich, Katharina Domschke (2020); Monoamine Oxidase A Hypomethylation in Obsessive-Compulsive Disorder: Reversibility By Successful Psychotherapy; Int J. Neuropsychopharmacol.; 23(5); 319-323.

10   Anthony S. Zannas, Tobias Wiechmann, Nils C. Gassen, Elisabeth B. Binder (2016); Gene-Stress-Epigenetic Regulation of FKBP5: Clinical and Translational Implications; Neuropsychopharmacology; 41(1); 261-274.

11   Morgan E. Levine (2020); Assessment of Epigenetic Clocks as Biomarkers of Aging in Basic and Population Research; J. Gerontol A Biol Sci Med Sci; 75(3); 463-465.

12   Susan J. van Dijk, Peter Molloy, Hilal Varinli, Janna L. Morrison, Beverly S. Muhlhausler & members of EpiSCOPE (2015); Epigenetic and Human Obesity; International Journal of Obesity 39; 85-97.

13   David. A. Sinclair, Matthew D. LaPlante, Sebastian Vogel (2019); Das Ende des Alterns: Die revolutionäre Medizin von morgen; Dumont.

14 Yuancheng Lu, Benedikt Brommer, David A. Sinclair (2020); Reprogramming to recover youthful epigenetic information and restore vision; Nature 588; 124-129.

8장 회색 뇌세포와 블루존

1 Michel Poulain, Giovanni Mario Pes, Claude Grasland, et al. (2004); Identification of a geographic area characterized by extreme longevity in the Sardinia island: the AKEA study, Exp. Gerontol. 39 (9); 1423-1429.

2 Dan Buettner (2008); The Blue Zones: Lessons for Living Longer From the People Who've Lived the Longest, National Geographic.

3 Makoto Suzuki, D. Craig Willcox, Bradley Willcox (2016); Okinawa Centenarian Study: Investigating Healthy Aging among the World's Longest-Lived People; In Nancy A. Pachana, Encyclopedia of Geropsychology, Springer, Singapore, S. 978-981.

4 Bradley J. Willcox, D. Craig Willcox, Hidemi Todoriki, et al. (2007); Caloric restriction, the traditional Okinawan diet, and healthy aging: the diet of the world's longest-lived people and its potential impact on morbidity and life span; Ann N Y Acad Sci.; 1114: 434-455.

5 Michael J. Orlich, Pramil N. Singh, Joan Sabaté, Karen Jaceldo-Siegl, Jing Fan, Synnove Knutsen, Lawrence Beeson, Gary E. Fraser (2013); Vegetarian Dietary Patterns and Mortality in Adventist Health Study 2; JAMA Intern Med., 173(13): 1230-1238.

6 John William (2021); Blue Zone Diet: Food Secrets of the World's Longest-Lived People; Independently published ISBN-13: 979-8725824469.

7 Badri N. Mishra (2009); Secret of Eternal Youth; Teaching from the Centenarian Hot Spots ()Blue Zones(); Indian J Community Med.; 34 (4); 273-275.

8 Ken Mogi, Sofia Blind (2019); Ikigai: Die japanische Lebenskunst; DuMont Buchverlag GmbH & Co. KG.

9   Toshimasa Sone, Naoki Nakaya, Kaori Ohmori, Taichi Shimazu (2008); Sense of Life Worth Living (Ikigai) and Mortality in Japan: Ohsaki Study; Psychosomatic Medicine; 70(6): 709-715.

9장 불치병 치매, 극복 가능할까?

1   Martina Lenzen-Schulte (2018); Alzheimer-Therapie: Antidementiva scheitern reihenweise; Dtsch Ärztebl.: 115(5): A-200/B-175/C-175.

2   Deutsche Alzheimer Gesellschaft (2020), Infoblatt 1, Die Häufigkeit von Demenzerkrankungen.

3   Jeffrey Fessel (2019); Prevention of Alzheimer's disease by treating mild cognitive impairment with combinations chosen from eight available drugs; Alzheimer's & Dementia: Translational Research & Clinical Intrventions; Volume 5, Pages 780-788.

4   Nina Matyas, Stefanie Auer, Christoph Gisinger, et al. (2017); Continuing education for the prevention of mild cognitive impairment and Alzheimer's-type dementia: a systematic review protocol; Syst Rev. 201 (6); 157.

5   Costantino Ladecola (2013); The pathobiology of vascular dementia; Neuron; 80(4).

6   Suzanne M. de la Monte, Jack R. Wands (2008); Alzheimer's Disease is Type 3 Diabetes-Evidence Reviewed; J Diabetes Sci Technol. 2008 Nov; 2(6); 1101-1113.

7   Elanor A Maguire, Katherine Woolett, Hugo J Spiers (2006); London taxi drivers and bus drivers: a structural MRI and neuropsychological analysis; Hippocampus; 16(12); 1091-1101.

8   David Snowdon (2001); Aging with Grace: What the Nun Study Teaches Us About Leading Longer, Healthier, and More Meaningful Lives; Bantam.

9   Gerd Kempermann, H. Georg Kuhn, Jürgen Winkler; Fred H. Gage (1998); Neue Nervenzellen für das erwachsene Gehirn Adulte Neurogenese und Stammzellkonzepte in der neurologischen Forschung; Der Nervenarzt 69;

851-857.

10 Janaina Balthazar, Natalia Mendes Schöwe, Gabriela Cabett Cipolli, et al. (2018); Enriched Environment Significantly Reduced Senile Plaques in a Transgenic Mice Model of Alzheimer's Disease; Improving Memory; Front Aging Neurosci. 2018; 10; 288.

10장 젊다고 생각하면 젊은이 아니겠는가

1 Thomas Mittmann, Dominik Sakry (2016); Gliazellen: Unterschätzte Gehirnzellen; Dtsch. Ärztebl.; 113(15); 19.

2 Ivan L. Simpson-Kent, Delia Fuhrmann, Joe Bathelt, Jascha Achterberg, Gesa Sophia Borgeest, the CALM Team, Rogier A. Kievit (2019); Neurocognitive reorganization between crystallized intelligence, fluid intelligence and white matter microstructure in two age-heterogeneous developmental cohorts; Developmental Cognitive Neuroscience.

3 Daniel Goleman, Friedrich Griese (1997); EQ. Emotionale Intelligenz; dtv.

4 Baltes Paul B., (1989) Baltes Margret M. (1989); Optimierung durch Selektion und Kompensation. Ein psychologisches Modell erfolgreichen Alterns-In: Zeitschrift für Pädagogik 35 1, S. 85-105.

5 Eckart von Hirschhausen, Tobias Esch (2018); Die bessere Hälfte: Worauf wir uns mittem im Leben freuen können; Rowohlt.

6 Becca R. Levy, Martin D. Slade, Suzanne R. Kunkel, Stanislav V. Kasl (2002); Longevity increased by positive self-perceptions of aging; Journal of Personality and Social Psychology, 80 (2); 261-270.

7 Zweite Heidelberger Hundertjährigen-Studie (2013): Herausforderungen und Stärken des Lebens mit 100 Jahren; Studie in der Reihe 《Altern und Demographie》; Robert Bosch Stiftung.

8 Henning Scherf (2011); Grau ist bunt, Was im Alter möglich ist; Herder.

9 Frank Schirrmacher (2004); Das Methusalem-Komplott; Heyne.